U0332198

缺血性脑卒中与五大危险因素

主　编　章成国　佛山市第一人民医院

编　者　（按姓氏笔画排序）

朱　敏　佛山市第一人民医院

李国德　佛山市第一人民医院

张国华　佛山市第一人民医院

张虹桥　佛山市第一人民医院

邵　燕　佛山市第一人民医院

罗灿华　佛山市第一人民医院

周　铨　佛山市第一人民医院

周　静　中山大学

徐希平　美国伊利诺伊大学

章成国　佛山市第一人民医院

焦　艳　深圳生物医学研究所

曾桃伦　佛山市第一人民医院

谢　坚　佛山市第一人民医院

北京大学医学出版社

QUEXUEXING NAOZUZHONG YV
WUDA WEIXIAN YINSU

图书在版编目（CIP）数据

缺血性脑卒中与五大危险因素/章成国主编.
—北京：北京大学医学出版社，2012.6
ISBN 978-7-5659-0372-4

Ⅰ.①缺… Ⅱ.①章… Ⅲ.①脑缺血：脑血管疾病—防治 Ⅳ.①R743

中国版本图书馆 CIP 数据核字（2012）第 060523 号

封面图片出于『(c) IMAGEMORE Co., Ltd.』

缺血性脑卒中与五大危险因素

主　　编：章成国
出版发行：北京大学医学出版社（电话：010-82802230）
地　　址：（100191）北京市海淀区学院路 38 号　北京大学医学部院内
网　　址：http://www.pumpress.com.cn
E - mail：booksale@bjmu.edu.cn
印　　刷：北京佳信达欣艺术印刷有限公司
经　　销：新华书店
责任编辑：李　娜　　责任校对：金彤文　　责任印制：苗　旺
开　　本：880mm×1230mm　1/32　印张：5.5　字数：159 千字
版　　次：2012 年 6 月第 1 版　2012 年 12 月第 2 次印刷
书　　号：ISBN 978-7-5659-0372-4
定　　价：26.00 元

前　言

　　20世纪50年代以后，传染病得到了有效的控制，发病率及死亡率大幅度下降，一些非传染性疾病如心血管病、脑卒中、恶性肿瘤在人类死亡原因序列中明显前移，成为三大主要死亡原因。根据世界卫生组织（WHO）卒中协作研究组对57个国家的统计资料，脑卒中列在前三位死亡原因的国家有40个。例如，脑卒中在美国是第三大死亡原因，仅次于冠心病和癌症；在日本，脑卒中引起的死亡居于首位。WHO调查结果显示，中国脑卒中发病率排名世界第一，比美国高出1倍。我国第三次国民死因调查结果表明，脑卒中已经上升为中国的第一位死因，占死亡总数的22.45%。我国近20年的监测结果显示，脑卒中年死亡人数逾200万，年增长速率达8.7%。我国每年因脑卒中死亡的人数也远远超过印度和俄罗斯，每年因脑卒中死亡人数高达165万，是排名第二的印度的2倍！

　　脑卒中除了高致死率外，还具有高致残率和高复发率的特点，严重威胁国民的生命和健康生活质量。在全世界范围内，脑卒中也是引起严重残疾的首要原因。脑卒中是老年人重要的死亡或致残原因，男性首次脑卒中发作的第一年存活率为22%，女性为25%。据全国心血管专业委员会的调查，全国存活的脑卒中患者有3/4遗有不同程度的残疾，这些正值盛年的残疾人给家庭和社会带来了巨大的经济负担和社会问题。据卫生部卫生经济研究所报告，脑卒中给我国每年带来的社会经济负担达400亿元。脑卒中的复发率超过30%，5年内再次发生率达54%，每一次卒中复发都会增加严重残疾和死亡的可能性，防控形势十分严峻。在人口老龄化趋势日益加速的情况下，脑卒中的危害性也必然日益突出。

　　因此，脑卒中的防治已成为卫生工作中的一项重要课题，越来越引起国内外医学界特别是神经科学界的重视。在全球开展的

INTERSTROKE研究发现，10个简单的危险因素与90%的脑卒中风险相关。降低血压、戒烟、增加体育锻炼和实施健康饮食等针对性干预措施能够显著降低全球的脑卒中负担。《中国公共卫生危险"升级"》（荷兰 Tommy L. S. Visscher 2010 年）提到全世界正面临着一场持久的心血管疾病疫情。心血管疾病危险因素的不断增加和复杂化在西方国家已经持续了几十年，而现有资料所提供的强有力的证据显示，心血管疾病危险因素也同样在威胁着中国。心血管疾病危险因素不断增加，其背后也暗藏着巨大的公共卫生危机。在杨文英等的研究中，30%的样本量同时存在 3 个以上的心血管疾病危险因素。而在中国，超过 3 亿人口同时存在 3 个以上的心血管疾病危险因素。

　　高血压是脑出血和脑梗死最重要的独立危险因素，这已经是一个公认的事实。这之间的联系已由一系列前瞻性研究的荟萃分析证实。我国预防脑卒中复发的多中心研究，即 Press-China 研究的结果提示，我国脑卒中患者大部分合并高血压。在我国的城市人群中，脑卒中患者高血压患病率非常惊人。北京合并高血压的脑卒中患者达 74%，上海为 73%，广州也接近 70%。我国脑卒中患者高血压的平均患病率达到了 71.2%。血压高于 140mmHg 的患者致死及非致死性脑卒中的发生率显著高于血压正常，即小于 140mmHg 的患者（$P<0.0001$）。收缩压每升高 1mmHg，脑卒中的风险显著增加（$P=0.0009$）。与血压升高带来的后果不同，微小的血压下降会带来很大的心脑血管获益。一项包括 61 个前瞻性观察研究的荟萃分析显示，收缩压平均降低 2mmHg 就会使缺血性心脏病的风险降低 7%，使脑卒中的风险降低 10%，这也为降压治疗的主要益处来自于血压降低本身做了充分的注解。2011 年美国心脏学会/美国卒中学会（AHA/ASA）对脑卒中二级预防指南进行了更新，将降压治疗的重要性提高到了一个崭新的高度。目前有研究显示，收缩压每升高 10mmHg，脑卒中发病的相对危险性增加 49%；舒张压每增加 5mmHg，脑卒中发病的相对危险性增加 46%。控制高血压可明显减少脑卒中，同时也有助于预防和减少其他靶器官的损害。

随着生活水平的提高和生活方式的改变，我国血脂异常的患病率已明显升高。据报道，我国成人血脂异常的患病率为 18.6%，估计患病人数为 2 亿。防治血脂异常对延长寿命、提高生活质量具有重要意义。我们 2007 年的研究结果显示，血清总胆固醇（TC）、三酰甘油（TG）和低密度脂蛋白（LDL）水平在健康体检者和缺血性脑卒中患者中随年龄上升而增高，女性的升高尤为明显；女性在 50 岁及 50 岁以下，血 TC、TG 和 LDL 低于或接近于同年龄组男性患者的水平；在 50 岁以上，女性血 TC、TG 和 LDL－C 水平明显高于同年龄组男性患者；高密度脂蛋白（HDL）水平一般男性低于女性；血脂水平随年龄增加而逐渐增高，50 岁以上女性的血脂增幅水平明显高于男性；血脂代谢异常的患病率亦随着年代的推移呈逐步上升趋势。诸多研究证实血 TC 或 LDL 升高也是冠心病和缺血性脑卒中的独立危险因素之一，并发现 LDL 水平每降低 1mmol/L，缺血性脑卒中的发病率降低 15%；他汀类药物可降低胆固醇，使脑卒中复发风险降低 16%，使缺血性脑血管病复发风险降低 22%，故控制血脂有助于降低脑卒中的发生。

2010 年一项覆盖全国 31 个省（区、市）的抽样调查结果显示，我国 18 岁及以上常住居民糖尿病患病率达 9.7%，糖尿病前期患病率达 16.2%，即 2010 年我国 18 岁及以上城乡居民中约 1/4 存在糖代谢异常。一系列相关流行病学研究证实，糖尿病是缺血性脑卒中的独立危险因素，糖尿病患者的脑卒中发生率是正常人的 2～5 倍。对于糖代谢异常的患者来说，出现血糖持续升高的时间以及长期血糖控制水平是缺血性脑卒中发生的决定要素。有研究显示，与血糖正常的患者相比，同时合并高血糖的脑卒中患者临床表现更为危重，脑卒中后神经功能恢复更加缓慢，并且继发痴呆、感染、心肾功能不全的发生率更高。存在糖代谢异常的缺血性脑卒中患者与糖代谢正常的患者相比，脑卒中后的近期死亡率和近期致残率显著升高。脑卒中后高血糖预示着该患者近期病死率和近期神经功能障碍发生率的增加，是脑卒中发展严重程度的衡量标准之一。研究还证实脑卒中后高血糖与预后不良密切相关，入院高血糖是脑卒中预后不良的独立危险因素。此外，长期高血糖还会导致缺血性脑卒中的复发率大大提高。有报道指出，伴有糖尿病的脑卒中患者在发病后 1 个月以内约有 4.9% 会出现再次脑卒中，而不伴有糖尿病的脑卒中患者则只有 2.6%。总之，高血糖与缺血性脑卒中的发生、发展和预后关系十分密切，有效控制脑卒中患者的高血糖，将有可能终止高血糖与脑卒中之间的恶性循环，从而降低脑卒中的发病率、致残率、死亡率和复发率。

研究表明，高半胱氨酸血症是动脉粥样硬化和血栓形成等心脑血管疾病发病的独立危险因素，特别是在脑卒中、缺血性心脏病的发作中，血浆高半胱氨酸（Hcy）的病理作用正得到越来越多的循证医学支持。流行病学调查发现，在人群 Hcy 浓度偏高的地区，心血管疾病所致的死亡率增加。20 世纪 90 年代中期，Boushey 等对 27 个 Hcy 与动脉粥样硬化性血管疾病关系的研究以及 11 个叶酸对血浆总高半胱氨酸（tHcy）影响的研究进行荟萃分析后发现，血浆 tHcy 水平每升高 $5\mu mol/L$，心血管疾病危险度在男性增加 1.6 倍，在女性增加 1.8 倍；脑卒中危险度增加 1.5 倍；外周血管疾病危险度增加 6.8 倍；总人群心血管疾病风险 10% 归因于 Hcy 升高。作者认为，血浆 tHcy 每升高 $5\mu mol/L$ 与血中胆固醇增加 $0.5\mu mol/L$ 的危险性相当。Kojoglanian 等的研究表明，血浆 Hcy 水平与冠状动脉病变血管的支数有一定关系，单支、双支、多支血管病变的患者血浆 Hcy 水平呈逐级上升趋势，并且与血管病变的严重程度有关，冠状动脉狭窄程度 ≥99% 的患者血浆 Hcy 水平明显高于狭窄程度 <75% 的患者。

在欧美地区，高尿酸血症的患病率为 2%～18%。患病率随着国家经济水平的提高而增加，与糖尿病、高脂血症有着相似的流行趋势，提示高尿酸血症与生活方式密切相关。我国的流行病学调查显示，近年来我国高尿酸血症的患病率呈直线上升。20 世纪 80 年代初期，我国男性高尿酸血症的患病率为 1.4%，女性为 1.3%。20 世纪 90 年代中期以后，男性高尿酸血症的患病率为 8.2%～19.8%，女性为 5.1%～7.6%。根据近年来各地高尿酸血症患病率的报道，保守估计目前我国约有高尿酸血症患者 1.2 亿，约占总人口的 10%，中老年男性和绝经后女性高发，但近年来高尿酸血症的发病有年轻化趋势。大多数学者认为高尿酸血症是急性脑卒中的独立危险因素。流行病学调查显示，在排除已知的危险因素后，尿酸增高者并发急性脑卒中的概率增多。高尿酸血症与脑卒中之间存在正相关性。4项大规模前瞻性临床研究（NRFIT 研究、PIUMA 研究、Rotterdam 队列研究和美国 worksite 研究）均显示血尿酸水平是急性心肌梗死、脑卒中和所有心血管事件的独立危险因素。最近我国台湾 Chen 等对 41 879 位男性和 48 514 位女性随访 8 年，结果显示血尿酸是我国普通人群、低危和高危人群全因死亡、总心血管事件和缺血性脑卒中的独立危险因素。据关美萍等报告，高尿酸血症患者发生脑卒中的危险性比低尿酸血症患者高 1.93 倍，并且其发生率随尿酸水平的升高而升高，高尿酸血症是患者脑卒中的强预测因子，且独立于其他心血管疾病危险因子。谭来勋等研究发现，血尿酸水平与脑梗死病情严重程度及预后有较好的平行关系。最近研究表明，血尿酸水平与胰岛素抵抗、脑卒中的发生率和病死率有关。

脑卒中是一类可预防、可干预的疾病。早在 1950 年，美国就开始了脑卒中的人群防治，在 1972—1985 年脑卒中死亡率下降了35％。日本在 1950—1970 年，脑卒中死亡率为第一位，在重视了预防工作后，1985 年降到第三位，死亡率由最高时的 170/10 万下降到 100/10 万。此外，澳大利亚、新西兰和加拿大等国家在1970—1985 年的 15 年中，开展了脑卒中相关防治工作，脑卒中的死亡率也明显下降。相比之下，我国脑卒中的发病率、死亡率如此之高，却对脑卒中早期防治缺乏足够的认识，民众的防控意识更是薄弱。在 2009 年 6 月的"脑卒中筛查与防治工程"启动大会上，卫生部部长陈竺就建议在"2020 健康中国"战略规划中，考虑将"脑卒中筛查与防控"列入重大专项。他呼吁全国有关医务人员要树立脑卒中筛查、防控、治疗的新理念，积极学习脑卒中筛查和干预技术，并利用一切机会向患者宣传有关防控知识。脑卒中筛查与防治是我国的一项重大国民健康促进工程，积极开展防控工作，已成为当前我国一项刻不容缓的任务。

我国心血管病的流行趋势很大程度上源于人群中危险因素控制

不良，但人群防治是一项长期的系统工程，不可能一蹴而就。近日世界银行发布的《创建健康和谐生活：遏制中国慢性病流行》报告指出，2010—2020年是中国慢病防控的关键时期。因此，我们必须把握机遇，应对中国心血管病流行的世纪挑战，争取早日达到心血管病发病率和死亡率下降的拐点。

近年来，缺血性脑卒中从基础理论到临床实践及其相关危险因素的防治研究均取得了突破性进展，积累了许多新资料，取得了很多新成果，出现了很多新概念。本人十余年来一直致力于缺血性脑卒中患者高半胱氨酸、血脂、血糖、血压和颈动脉B超改变的综合研究，积累了大量有临床意义的我国缺血性脑卒中相关危险因素的流行病学资料。本编写组成员阅读了大量近年来缺血性脑卒中与危险因素研究领域中若干热点课题的研究进展，结合作者多年的研究结果，力求较全面地反映目前的基本现状。本书按五个章节安排内容，即缺血性脑卒中与高血压、高血糖、高血脂、高半胱氨酸血症及高尿酸血症，每一章节按照五大因素的概念、流行病学、病因、分类、实验室检查、致动脉粥样硬化的机制及与缺血性脑卒中的关系进行归纳总结。

尽管在本书的编写过程中多次修改、互审，但限于作者水平及条件的限制，在资料的收集和编写内容方面可能还存在疏漏之处，恳请广大读者不吝赐教。本书的编写和出版一直得到佛山市第一人民医院王跃建院长的热情关怀和精心指导，以及佛山市第一人民医院科教科和神经内科全体同仁的大力支持，保证了编写及出版工作得以顺利进行！值此本书出版之际，我们全体编著者对所有帮助过我们的单位和各界人士致以衷心感谢！

章成国

2011 年 11 月

目　录

第一章

高血压与缺血性脑卒中

高血压（hypertension）是一种以体循环动脉血压增高为主要特征，可并发心、脑、肾、视网膜等靶器官损伤，最终导致这些器官功能衰竭的临床综合征。绝大多数患者病因不明，称为原发性高血压（essential hypertension，EH），占高血压患者的95％以上。

根据世界卫生组织 MONICA（multinational monitoring of trend and determinants in cardiovascular diseases）的资料显示，欧美国家成人（35～64 岁）高血压患病率在 20％以上，芬兰高达45.3％，日本约为 25％。

第一节　血压的形成与高血压的划分

一、血压的形成

血压是指血管内血液对单位面积血管壁的侧压力，即压强，分为动脉血压、毛细血管血压和静脉压。通常说的血压就是指体循环动脉血压，简称血压（blood pressure，BP）。动脉血压的形成依赖于以下三个要素：

1. 循环血量　足够的循环血量是动脉血压形成的前提。

2. 心脏射血　当心脏收缩射血时，直接作用到动脉血管壁，这是动脉压力的直接来源。

3. 血管系统　主动脉和大动脉称为弹力血管，管壁具有较大的可扩张性；同时当血流流经外周血管时，会产生阻力。外周阻力（peripheral resistance）主要是指小动脉和微动脉对血流的阻力。通常左心室每次收缩时向主动脉内射出 60～80ml 血液，因为主动脉和大动脉管壁具有可扩张性及小动脉和微动脉对血流的阻力，左心室一次收缩所射出的血液在心脏收缩期内大约只有 1/3 流至外周，其余约 2/3 被暂时贮存在主动脉和大动脉内，充盈和压迫管壁，对血管壁产生侧压力，主动脉压也就随之升高。所以，血压等于心排血量与外周阻力的乘积。

在每个心动周期中，左心室内压和动脉血压的变化各具规律。左心室的射血是间断性的。一方面，在心脏收缩期，左心室内压随着心室的收缩达到最高值；而在心脏舒张期，左心室内压接近 0mmHg，即在心脏舒缩期，左心室内压发生较大幅度的变化。另一方面，在心脏收缩射血的过程中，动脉血压升高，由于外周阻力的存在，大动脉内的血液不可能全部流至外周，约 2/3 的心排血量被暂时贮存在主动脉和大动脉内，在血液压力的作用下，大动脉壁的弹力纤维被拉长、管腔扩大，心脏收缩所释放的一部分能量以动能转换成势能的形式暂时贮存在大动脉壁上。当心脏舒张时，主动脉瓣关闭，由于射血停止、血压下降，大动脉壁内原先被拉长的弹力纤维便发生回缩，使动脉管腔变小，势能又转变为动能，并将收缩期贮存的那部分血液继续推向外周，且使主动脉压在舒张期仍能维持在较高的水平，约 80mmHg。可见，由于弹性贮器血管的作用，一方面，使左心室的间断射血变为动脉内的连续血流，推动血液流动；另一方面，使每个心动周期中动脉血压的变化幅度远小于左心室内压的变化幅度。心脏收缩射血时，动脉血压迅速升高，在心脏收缩中期，血压上升达到的最高值称为收缩压（systolic blood pressure，SBP）；当心脏舒张时，动脉血压迅速下降，在心脏舒张末期，血压下降所达到的最低值称为舒张压（diastolic blood pressure，DBP）。收缩压与舒张压之差称为脉压（脉搏压），正常人为 30～40mmHg。一个心动周期中，各瞬间血压的平均值称为平均动脉压。它是一个心动周期内持续地推动血液向前流动的平均推动力，能更客观地反映心脏和血管的功能状态，计算方法是：平均动脉压＝舒张压＋1/3×脉压。

老年人的大动脉管壁硬化，主动脉的直径和容积增大，而可扩张性减小，弹性贮器的功能受损，因此每个心动周期中动脉血压的波动幅度明显增大。

二、高血压的划分

人群中血压水平呈连续性正态分布，正常血压和血压升高的划分并无明确界限，因此高血压的标准是根据临床及流行病学资料人为界定的。1999 年 WHO/ISH 对高血压的定义为：在未用降血压药的情况下，非同日 3 次测量，SBP≥140mmHg 和（或）DBP≥90mmHg；SBP≥140mmHg 和 DBP＜90mmHg 为单纯性收缩期高血压；患者既往有高血压史，目前正在服用降血压药，血压虽低于 140/90mmHg，也应诊断为高血压（表 1-1）。

表 1-1　血压的定义和分类（WHO/ISH，1999 年）

分类	收缩压（mmHg）		舒张压（mmHg）
理想血压	＜120	和	＜80
正常血压	＜130	和	＜85
正常高值	130～139	或	85～89
高血压			
1 级（轻度）	140～159	或	90～99
亚组：临界高血压	140～149	或	90～94
2 级（中度）	160～179	或	100～109
3 级（重度）	≥180	或	≥110
单纯收缩期高血压	≥140	和	＜90
亚组：临界收缩期高血压	140～149	和	＜90

平时我们所说的"血压"是指右上臂肱动脉的血压测定。正常人左右臂、上下肢的血压并不完全相同。通常，右臂比左臂血压高 5～10mmHg，下肢比上肢高 20～40mmHg。

三、高血压前期

高血压前期是血压介于高血压和正常血压之间的一种中间状态，是临床高血压和一系列与血压增高相关的心血管事件的前期[1]。

1. 高血压前期的定义　2003 年美国高血压预防、诊断、评价与治疗联合委员会第 7 次报告（JNC7）提出了一种新的血压分类方法[2]，即正常血压（<120/80mmHg）、高血压前期（120～139/80～89mmHg）、一级高血压（140～159/90～99mmHg）和二级高血压（≥160/100mmHg）。高血压前期定义为无降血压药物治疗的前提下，2 次或者 2 次以上不同时间、坐位测量 SBP 在 120～139mmHg 和（或）DBP 在 80～89mmHg。如果 SBP 和 DBP 分别属于不同级别时，则以较高分级为准。

2. 高血压前期的患病率　高血压前期的患病率在不同性别、不同人群、不同国家和地区及不同年代有所不同。美国在 1990—2000 年对 20 岁以上共 3488 人中进行的 NHANES（national health and nutrition examination survey）研究发现，男、女高血压前期的患病率分别为 39.0％和 23.1％[3]。中国 2000—2001 年在 35～74 岁共 15 540 人中进行的一项调查显示，高血压前期患病率为 21.9％，男、女患病率分别为 25.7％和 18.0％，患病率北方高于南方，农村高于城市，且高血压前期组患者血糖、血脂、体质指数较正常血压组患者高[4]。

3. 关于划分高血压前期的争议　高血压前期概念的提出引发了一些争论，争论焦点在于：①给人们造成了一定的心理压力。②可能造成整个社会医疗资源浪费的倾向。但研究显示，高血压前期者有相当一部分人在几年内转化为高血压患者，转化比例与血压值及年龄呈正比；并且发生心血管事件的风险较正常血压者高[5]。高血压前期概念的提出符合将预防疾病作为医疗服务的基础的理念，将公共卫生的侧重点由高血压的治疗转为预防，将高血压高危人群筛选出来，是一级预防策略的重要体现。

第二节　高血压的流行病学

高血压是目前乃至不久的将来一个重要的公共卫生问题，原发性高血压的流行正在全世界范围内增长。2000 年全球成人高血压患病率为 26.4％（男性 26.6％，女性 26.1％），患病人数约 9.72亿，其中发达国家约 3.33 亿，发展中国家约 6.39 亿。按此比率，至 2025 年成人高血压患病率将达到 29.2％（男性 29.0％，女性 29.5％），患病人数达 15.6 亿[6]。1994 年及 1999—2004 年美国国家健康与营养调查研究结果显示，美国成人高血压患病率从 24.4％升至 28.9％[7]。

新中国成立以来，我国分别于 1959 年、1980 年、1991 年和 2002 年进行了 4 次高血压抽样调查。1958—1959 年第 1 次调查共调查 15 岁以上人群约 50 万，平均患病粗率为 5.11％。1979—1980 年第 2 次抽样调查共调查 15 岁以上人群约 400 万，采用了当时世界卫生组织的标准（≥160/95mmHg 为确诊高血压，140～160/90～95mmHg 为临界高血压），根据当时的标准［SBP≥141mmHg 及（或）DBP≥91mmHg］，总的临界以上高血压患病粗率为 7.73％。1991 年第 3 次抽样调查共调查 15 岁以上人群 90 多万，采用了当时的国际标准［SBP≥140mmHg 及（或）DBP≥90mmHg 或两周内服降压药者］，结果总的患病粗率为 13.58％；如按第 2 次调查采用的标准［SBP≥141mmHg 及（或）DBP≥91mmHg］计算，1991 年患病粗率为 11.88％。在 1980—1991 年 10 年间，我国人群高血压患病率增长了 54％[8]。2002 年中国居民营养与健康状况调查结果显示，我国 18 岁以上居民高血压患病率为 18.8％，估计全国患病人数为 1.6 亿多，与 1991 年比较，患病率上升 31％，患病人数增加约 7000 多万人[9]。2006 年中国心血管病报告根据 2000 年患病率和 2006 年人口数，估算高血压现患人数为 2 亿，每年新增加 1000 万高血压患者。这些资料明确反映了我国人群高血压患病率的上升趋势。根据现有资料，按每年增加 0.8％计算，预计未来 10 年，我国人群高血压患病率将超过 30％，高血压患者将达到 3 亿。

尽管同时期我国高血压患病率较美国低，但我国高血压患病率呈现明显上升趋势。

一、中国各地区高血压发病状况

一直以来，东部地区是我国高血压患病率较高的地区，京津地区最高。焦淑芳等[10]采用多阶段分层整群随机抽样方法，对北京市 15 岁以上 25 000 名居民的调查结果显示，高血压患病率为 26.4%（标化患病率为 25.0%）；45 岁以上中老年人群高血压患病率超过 50%。近年沿海地区高血压患病率已接近甚至超过北京地区，朱永锋等[11]对江苏省徐州市县级城乡 18 岁以上人群的调查显示，高血压患病率为 32.35%（标化患病率为 23.29%）。过去，东北、西北、西南及南方地区高血压患病率低于北方地区，但近年发病率呈现升高趋势，尤以东北地区更显著。李欣等[12]在辽宁省居民营养与健康状况调查中，采用 4 阶段分层整群随机抽样方法，共调查 15 岁以上 8859 名居民，高血压患病率为 29.4%（标化患病率为 22.5%），而 1991 年高血压患病率仅为 14.3%。

二、中国农村高血压发病状况

近年来，由于我国人民生活水平的普遍提高，无节制饮食、缺乏适当的劳动或运动及缺乏必要的医学保健知识，造成农村高血压患病率的增长比城市更为迅速。王丽娜等[13]对河北省城乡居民的调查显示，农村高血压患病率为 40.4%，比城市高 37.6%。更为严重的是，我国目前农村医疗落后，农村居民高血压诊断晚，且基层医务工作者及患者认识不足，靶器官受累严重，致残率及死亡率高，是我国公共卫生工作的重点。

三、高血压流行病学东西方差异

目前我国成人高血压患病率低于西方发达国家，但患病率增高趋势明显，且低患病率地区增高幅度更大。在高血压心脑血管并发症方面，也存在东西方差异。大规模的临床试验表明，亚洲人群血压增高对脑卒中发病的风险强度是西方人群的 1.5 倍，而我国高血压人群冠心病的发病风险仅是西方人群的 1/5～1/2。与西方国家相比，我国人群高血压有以下特点[14]：

1. 高钠、低钾、盐敏感　我国饮食方式和西方不同，主要表现为高盐和低钾。2007 中国心血管报告指出，我国北方人群食盐摄入量每人 12～18g/d，南方为 7～8g/d，明显高于世界卫生组织每人盐摄入量≤5g/d 的推荐量。我国盐敏感性高血压患者多见，盐摄入量与血压呈正相关，尿钾则与血压呈负相关。

2. 血压变异性高　研究表明，亚洲人夜间高血压的比例高于欧洲人，即非杓型失节律性高血压患者比例高，且我国老年高血压患者血压晨峰现象显著，这些特点均与靶器官损害及心血管事件关系密切。

第三节　高血压的病因

原发性高血压的病因尚未完全阐明，目前公认病因为多因素，可分为遗传因素和环境因素两个方面，高血压是遗传易感性和环境因素相互作用的结果。

一、遗传因素

原发性高血压具有家族聚集性，且为多基因遗传。父母均有高血压，子女发病概率高达 46％。约 60％的高血压患者有高血压家族史，而且在血压高度及并发症发生方面，也有遗传性。

高血压病的遗传有性别差异，父亲对男性子代的遗传强于女性子代，而母亲对女性子代的遗传强于男性子代。我国调查资料显示，原发性高血压先证者一级亲属高血压现患率为 14.6％～18.79％[15]。高血压病的遗传还存在种族差异，黑人高血压发病率明显高于白人，可能与盐敏感性、一氧化氮（NO）、血管紧张素Ⅱ、胰岛素抵抗、交感神经系统调节作用及离子转运机制等密切相关[16]。近 10 年来，由于分子遗传学和分子生物理论与技术的开展，人们对高血压病的病因从基因角度有了认识。1990 年，Yang-Feng TL 等[17]首次从分子水平揭示了原发性高血压可能的发病机制，认为人类可能存在多种原发性高血压易感基因。遗传因素即易感基因可能对高血压病的发生起决定性的作用。高血压易感基因是指表达产物参与血压调节的基因。1992 年，Jeunemaitre 等[18]提出紧张素原基因（AGT）与原发性高血压的关系。AGT 被认为是高血压病最为可能的候选基因，其他包括血管紧张素转换酶基因（ACE）、肾素基因、胰岛素受体基因、低密度脂蛋白（LDL）受体基因、细胞骨架蛋白基因（ADD）、内皮素（ET）基因、脂蛋白脂酶基因（APOE）、醛固酮合成酶基因及高半胱氨酸（Hcy）相关基因[19]。

二、环境因素

1. 性别与年龄　高血压患病率在青年期男性略高于女性，中年后女性稍高于男性。2008 年美国心脏病、卒中及其危险因素的最新统计年报数据显示[20]，美国成年人中 45 岁以前高血压患病率男性高于女性，45～54 岁男性和女性类似。此后的年龄段里，女性患病率明显高于男性。随着年龄增加，高血压患病率明显升高。

2. 饮食因素与盐敏感性

（1）流行病学调查表明，高血压患病率与钠盐平均摄入量及对盐敏感性显著相关，盐摄入量越多，且对盐敏感，血压水平越高。钾摄入量与血压呈负相关。饮食钙摄入量与血压水平呈负相关，但不同人群间流行病学调查结果不一致，可能与人群钙的摄入水平有关，钙摄入低的人群，钙摄入量与血压的相关性更强一些。对于那些既有饮食钙摄入不足且为高血压易感人群者，适当补充钙在一定程度上有可能预防或延缓高血压的发生，特别是年老个体和盐敏感者[21]。高蛋白摄入、饱和脂肪酸或饱和脂肪酸/不饱和脂肪酸比值较高均属于升压因素。

（2）盐敏感性。20 世纪 60 年代，Dahl 建立了"盐敏感"与"盐不敏感"大鼠模型，通过动物实验首先揭示了个体血压对盐敏感性的差异。此后的研究表明，人类也存在盐敏感性问题，只有那些遗传上对盐敏感的人，长期高盐摄入方可导致血压升高[22-23]。

20 世纪 70 年代末，Luft 等[24]根据原发性高血压患者对高盐摄入的反应及潴钠程度，首先提出了盐敏感性的概念。盐敏感的实质是个体对于盐负荷而导致血压升高的一种遗传易感体质。随后一项有关尿钠与血压关系的国际流行病学 INTERSALT 调查[25]，采用标准化血压测量、尿液收集和钠的集中测定，对 32 个国家 52 个中心年龄在 20～59 岁共 10 079 人进行了尿排钠量与血压关系的分析，结果基本肯定了盐摄入与血压的正性关系。

盐敏感者在不同种族和人群中，其检出率不同。黑人高血压患者中盐敏感者占 73％，在血压正常的黑人中占 36％；白人高血压患者中盐敏感者占 56％，在血压正常的白人中占 29％[26]。我国一项研究[27]发现，在高血压患者中近 60％为盐敏感者，在高血压阳性家族者中，包括高血压及血压正常者，盐敏感性检出率在青少年为 45％，在成人为 65％，表明随着年龄增长，盐敏感性检出率增高。盐敏感者在盐负荷后，伴随尿钠排泄量减少及红细胞内钠含量的增加，血浆去甲肾上腺素水平升高，血压特别是夜间血压明显升高。

　　（3）盐敏感性高血压的相关因素：

　　①盐敏感基因。骨架蛋白（α - ADD）基因、心房钠尿肽（ANP）基因、钠泵基因、β_2肾上腺素受体基因、血管舒缓素-缓激肽 β_2 受体基因及血管紧张素 II 受体基因（AT_1R）与盐敏感性高血压关系密切，且基因突变与盐敏感性高血压的相关性具有地区和人群的差异[28]。

　　②细胞膜离子转运缺陷。遗传性细胞膜离子转运缺陷是盐敏感性的原发缺陷，其生理基础是 Na^+ - K^+ - ATP 酶活性降低、肾素-血管紧张素-醛固酮系统（RAAS）异常及内皮细胞（EC）损伤，并由此而造成 NO 合成和分泌明显减少[29]。盐敏感者的这种细胞膜钠转运缺陷，使其与盐不敏感者相比，当钠盐摄入过多时，前者红细胞内钠离子含量显著高于后者。细胞钠/锂反转运是细胞膜阳离子易化扩散的机制之一，我们常用受细胞外钠离子刺激的锂离子流出量来反映该转运功能的活性，称为反转运（countertransport）。原发性高血压盐敏感者的钠/锂反转运较盐不敏感者明显增高，钠/锂反转运增速可作为高血压的遗传标志[30]。

　　③肾排钠障碍。盐敏感者盐负荷后尿钠排泄量显著低于盐不敏感者，造成钠潴留。近端肾小管的排钠反应是盐敏感性高血压患者压力-排钠关系的重要决定因素。盐敏感性高血压患者在高盐饮食时，近端肾小管的钠重吸收率增加，而且不伴有肾血流动力学的变化；非盐敏感性高血压患者在高盐饮食时，近端肾小管钠重吸收率降低[31]。

④交感神经系统兴奋。盐负荷后还可导致 RAAS 调节失衡，交感神经系统活动增强在盐敏感性高血压的发生中起一定作用[32]。

⑤胰岛素抵抗。无论是原发性高血压患者还是血压正常的对照者，盐敏感者空腹及糖负荷的血胰岛素水平均高于盐不敏感者，而胰岛素敏感指数低于盐不敏感者。盐敏感者的高胰岛素血症表现，如空腹血胰岛素、糖负荷后的胰岛素水平以及胰岛素敏感指数是否可代表胰岛素抵抗？一般认为，高胰岛素血症与胰岛素抵抗并存，当胰岛素的代谢清除率及胰岛 B 细胞的分泌功能异常去除后，高胰岛素血症即为胰岛素抵抗增强的表现。这表明盐敏感者存在胰岛素抵抗现象，胰岛素抵抗与盐敏感性作为两个遗传表现型相互关联，在高血压的发生、发展中起作用[33]。胰岛素通过影响细胞膜离子转运、增加红细胞内钠离子浓度、促进肾钠离子的重吸收，使钠潴留及交感神经活性增强，从而导致盐敏感性高血压的发生[34]。

⑥过量的盐摄入还可加速小肠对胆固醇的吸收，诱发动脉血脂沉积。氧化的低密度脂蛋白可损伤 EC，使 NO/内皮素（ET）系统失衡；同时促使血小板聚集，引起血压增高。

3. 超重和肥胖　2001 年中国肥胖问题工作组推荐的中国成年人超重、肥胖体质指数（BMI）诊断标准为：$BMI < 18.5 kg/m^2$ 为低体质量，$18.5 kg/m^2 \leqslant BMI < 24 kg/m^2$ 为正常体质量，$24 kg/m^2 \leqslant BMI < 28 kg/m^2$ 为超重，$BMI \geqslant 28 kg/m^2$ 为肥胖。超重、肥胖或腹型肥胖者［腰围≥90cm(男)，≥85cm(女)］均为高血压易患人群。赵连成等[35]研究表明，反映体内脂肪总量的指标 BMI 和反映腹部脂肪含量的指标腰围均对血压有独立的影响。

4. 吸烟　采用偶测血压方法发现吸烟者的血压与不吸烟者的血压类似或者偏低，而用 24 小时动态血压监测方法证实吸烟能引起血压升高[36]。吸烟对血压影响的可能机制是[36-37]：①烟草中的尼古丁刺激交感神经，可使血管收缩、血压升高。②尼古丁、氧自由基等损伤血管内皮，使血管舒缩物质失衡及血管结构改变。③尼古丁促进血小板源生长因子释放，刺激 EC 及平滑肌细胞增生。④吸烟损伤血管压力感受器，导致动脉硬化。

5. 饮酒　饮酒与高血压的关系结论不一，可能存在酒精摄入量的问题。当每天饮用的酒精量超过 42g 时，与不饮酒者相比，饮酒者血压明显升高。饮酒引起高血压的机制主要有：长期饮酒者体内儿茶酚胺、皮质激素水平升高；RAAS 作用增强；细胞膜钠-钾泵活动异常和离子转运功能障碍。以上因素共同作用，使血管收缩反应增强，外周阻力增加，引起血压升高[38]。

6. 避孕药　口服避孕药可使血压升高，高血压发生率及血压升高程度与药物服用时间长短有关。一般为血压轻度升高，且可逆转。

7. 职业　从事脑力劳动和紧张工作的人群，高血压患病率较体力劳动者高。

8. 精神心理因素　不良心态、精神紧张、文化素质、经济条件、不良精神刺激、噪声等均可影响血压。

9. 高半胱氨酸血症　高半胱氨酸血症时，氧化应激增强，产生大量氧自由基，导致 EC 损伤。EC 损伤后，一方面，血管内膜局部细胞脱落，血小板聚集并黏附于暴露的内皮下结缔组织，释放促有丝分裂因子，后者可刺激血管平滑肌细胞（VSMC）增殖，泡沫细胞形成，血管壁增厚，动脉弹性减退，血压升高；另一方面，NO、内皮素及前列环素（PGI$_2$）分泌失衡，正常的血管张力改变，血管阻力增加，血压升高[39]。

10. 阻塞性睡眠呼吸暂停低通气综合征　阻塞性睡眠呼吸暂停低通气综合征（OSAHS）是以睡眠时频繁发生呼吸暂停和低氧血症为特征的临床综合征，是独立于年龄、性别、肥胖、吸烟、酗酒、生活压力以及心脏、肾脏疾病以外的高血压发病的一个危险因素[40]。患者合并高血压最重要的因素是运动微觉醒指数，其次是低氧。OSAHS 患者的一个突出特征是睡眠时频繁发生微觉醒，微觉醒导致交感神经系统活性短暂增强[41]，从而引起短暂的血压急性升高。而运动微觉醒可独立于呼吸紊乱指数与夜间低氧而使白天交感神经系统活动性增强[42]，从而导致白天持续高血压。反复呼吸暂停引起的间歇低氧可能通过刺激外周化学感受器，兴奋脑干交感神经缩血管中枢发放冲动，引起血压持续升高。另外，OSAHS 患者存在对低氧的压力反射异常[43]，通过此血管张力异常机制，导致高血压。

11. 血尿酸　研究发现血清尿酸增加是高血压前期人群进展至高血压的一个独立危险因素[44]。高尿酸血症与高血压关联的机制并不完全清楚，一般认为与 RAAS、血管内皮功能、胰岛素抵抗等因素有关[45-47]。

12. 血清 C 反应蛋白　炎症反应参与了原发性高血压的发生、发展。高浓度 C 反应蛋白（CRP）可上调血管紧张素受体的表达，增强血浆纤溶酶原激活物抑制物－1（PAI－1）的生成，激活血管平滑肌释放炎症因子，使血管对内皮依赖性舒血管物质的反应性减弱，NO 生成减少，导致血管阻力增加、血管收缩，从而使血压升高[48]。

第四节　高血压的发病机制

一、心排血量增加

交感神经广泛分布于心血管系统中。交感神经兴奋性增高，可导致心率增快、心肌收缩力加强，从而使心排血量增加。

二、体循环周围血管阻力增高[49]

1. RAAS　肾小球入球动脉球旁细胞分泌肾素进入血液循环，将肝产生的血管紧张素原水解为血管紧张素Ⅰ，再经肺循环中的血管紧张素转换酶（ACE）的作用转化为血管紧张素Ⅱ（AngⅡ）。AngⅡ可直接使小动脉平滑肌收缩及肥厚，外周阻力增加；并可使心脏收缩增强；还可使交感神经冲动发放增多，使去甲肾上腺素分泌增加；使肾小管钠重吸收增强，体内水钠潴留；最终导致血压升高。RAAS 也存在于人体的局部组织如血管、心脏、肾及脑，可独立于血浆血管紧张素原和肾素水平造成靶器官病变，如使血管平滑肌细胞增殖、血管壁增厚、血管阻力增加；还可使心肌细胞肥大、左心室肥厚等。

约 1/4 原发性高血压患者是低血浆肾素活性，且往往合并盐敏感，并具有家族聚集性[50]。

2. 交感神经系统（SNS） 某些刺激因素作用于机体，引起肾上腺素能活性增加、交感神经兴奋，释放去甲肾上腺素增多，从而引起外周血管阻力增高，血压上升；肾上腺髓质释放肾上腺素也增多，进一步使血管阻力增加；同时还可使尿钠排泄减少，机体水钠潴留。

3. 肾性水钠潴留 机体发生肾性水钠潴留时，通过压力-利钠（pressure-natriuresis）机制可将潴留的水钠排泄出去，此过程是通过全身阻力小动脉收缩增强、外周血管阻力增高而实现的；也可能通过排钠激素分泌释放增加，例如内源性类洋地黄物质，在排泄水钠的同时，使外周血管阻力增高。

三、动脉弹性功能减退

血管内膜 EC 通过分泌多种血管活性物质，维持着正常的血管张力。随着年龄增长或在各种动脉粥样硬化危险因素的作用下，上述平衡破坏，大动脉弹性减退，血压升高。

1. 一氧化氮合酶/一氧化氮（NOS/NO） NOS 将左旋精氨酸和氧原子合成 NO，NO 使 VSMC 舒张，抑制 VSMC 增殖。高血压患者血浆中 NO 含量降低，NOS 活性下降，VSMC 对舒张因子反应减弱，从而使血管收缩[51]。

2. 内皮素（ET） 是迄今发现的最强的血管收缩因子。ET 通过增加细胞内游离钙水平使平滑肌收缩，增加周围血管阻力，引起血压升高；ET 还可刺激 VSMC 原癌基因表达，增加 VSMC DNA 合成，促进 VSMC 增殖。ET 促进 Ang Ⅱ 释放并增加周围 VSMC 对 Ang Ⅱ 的反应敏感性，同时 Ang Ⅱ 也能促进 EC 分泌 ET，二者具有正相调节作用[52]。

3. 其他血管活性物质 ANP 具有利尿、排钠和舒张血管的生理效应，并可抑制 ET 的合成与分泌，拮抗 ET、Ang Ⅱ 的生物学效应。原发性高血压时，ET、Ang Ⅱ 及 ANP 水平升高，ANP 这种代偿性升高是其相对不足的表现，是机体对抗原发性高血压发展的适应性改变[53]。降钙素基因相关肽（cGPR）是体内最强的舒血管活性多肽，也是 ET、Ang Ⅱ 的强力拮抗剂，广泛分布于心血管系统。原发性高血压患者的 cGRP 水平下降[52]。

四、胰岛素抵抗及高胰岛素血症

胰岛素抵抗（insulin resistance，IR）是指整体、器官或组织对胰岛素作用反应性低下。流行病学研究显示，高血压患者存在 IR，IR 是高血压病的重要危险因素[54]。IR 时机体表现高胰岛素血症（HIS），HIS 致高血压的发病机制如下[55]：①激活交感神经-儿茶酚胺系统。②激活 RAAS。③影响细胞膜钠-钾泵和钙泵活性，影响跨膜离子交换，阻力血管平滑肌细胞内钙离子浓度增加，使血管收缩、外周血管阻力增加。④增加肾水钠潴留，导致血容量和心排血量增加。⑤刺激 VSMC 增殖，促进动脉壁脂质沉积，导致动脉硬化。⑥增加 ET 的合成与释放、减少 NO 的产生。⑦存在高半胱氨酸血症。

五、细胞膜离子转运异常

VSMC 有许多特异性的离子通道、载体和酶，组成细胞膜离子转运系统，维持细胞内外钠、钾、钙离子浓度的动态平衡。当钠泵活性降低，钠-钾离子协同转运缺陷，细胞内钠离子浓度升高和钾离子浓度降低，促进动脉管壁对血中某些缩血管活性物质敏感性增加，同时增加血管平滑肌细胞膜对钙离子的通透性，使细胞内钙离子增加、膜电位降低，激活平滑肌细胞兴奋-收缩耦联，使血管收缩反应性增强和平滑肌细胞增生与肥大，血管平滑肌收缩，血管阻力增高，血压升高。内源性洋地黄物质（EDLS）能抑制钠泵活性；ET 和 AngⅡ能促进细胞钠离子、钙离子内流，并抑制钠泵活性；血浆去甲肾上腺素（NE）能促进细胞外钙离子内流和贮存的钙离子释放，抑制钠泵和钙泵活性；ANP 则抑制细胞钙离子内流，激活钙泵活性[56]。体循环中多种血管活性物质含量异常和相互作用与细胞膜离子转运缺陷共同参与原发性高血压的发病机制。

第五节　高血压时的动脉改变

高血压病的实质是血管性疾病，动脉病变是高血压病最重要的病理改变，包括血管结构和功能发生改变[57,58]。

一、动脉血管的结构病变

高血压所致动脉血管的结构病变是动脉硬化，主要表现为动脉壁特别是内膜中层增厚及纤维化、玻璃样变性或微小动脉瘤形成、血管弹性下降。早期主要累及小动脉，表现为向心性重塑，管腔变小，外周血管阻力上升，局部组织血液供应减少，出现缺血缺氧性病变，如腔隙性脑梗死。病程进展则累及大动脉，导致收缩压进一步升高，舒张压下降，脉压明显增大，这在老年患者常见。大动脉硬化增加了心脑血管病风险。内膜中层厚度（IMT）是结构检测指标。

二、动脉血管的功能病变

主要表现为血管弹性功能下降。血管壁的弹性功能主要取决于动脉壁的弹性及动脉壁的张力。后者主要受血压和血管壁本身张力的影响，血压下降时，血管壁的张力降低，僵硬度下降，弹性功能改善。

欧洲 ESH/ESC 高血压指南（2007）[59]在高血压诊断、评估方面增加了两项重要的血管检测指标，即分别反映大动脉弹性功能的主动脉脉搏波传导速度（PWV）及反映下肢动脉血管开放情况的踝臂指数（ABI）。PWV 是大动脉硬化的主要功能检测指标，ABI是下肢动脉缺血性疾病及进一步反映全身外周血管硬化的检测指标，同时可预测心血管疾病的发生、发展。

三、不同年龄组原发性高血压的特点

老年人动脉硬化的程度远重于中青年人，由于老龄及重复循环应力的作用，传输血管的僵硬度增大，顺应性下降，导致管道中脉搏的传递速度增快，使前向压力波从主动脉、外周传输动脉传递到各个反射点及返回到心脏的时间缩短，使正常应在收缩末期或舒张早期返回中央动脉的脉搏波提前在收缩中期折返，这进一步增加了已升高的收缩压，降低了舒张压，使脉压增大。中青年高血压患者血管壁弹性尚可，不良的生活方式使交感神经系统维持较高的兴奋状态，儿茶酚胺等内分泌因子持续增高，直接或间接使中小动脉血管收缩、血压升高，以舒张压升高更明显。

第六节　高血压与缺血性脑卒中

一、高血压是缺血性脑卒中的危险因素

高血压所致脑血管病大多是缺血性而非出血性。高血压是动脉粥样硬化（AS）最重要的危险因素。

AS是指中等或较大肌性动脉和弹力动脉壁因脂质堆积而增厚和硬化，常发生于动脉的内层壁，即血管内膜。高血压、高血脂、高血糖、吸烟等为主要危险因素，其中高血压是促进AS发生及发展的最重要因素。在各种危险因素作用及EC、VSMC、单核/巨噬细胞和血小板的参与下，形成AS斑块，斑块发生钙化、溃烂，血小板黏附、聚集，导致血栓形成[60]。高血压导致AS的机制包括损伤EC、促进VSMC增殖、影响凝血-纤溶系统及对低密度脂蛋白的氧化修饰。

1.EC损伤是AS形成的始动过程　EC覆盖血管内膜面，高血压可导致血管内皮功能和结构的改变。一方面，血压持续升高对血管的机械性作用、对血管内皮的切应力以及血管周围组织对管壁的牵张力，导致血管内皮功能障碍；另一方面，氧化应激参与高血压导致EC损伤的过程[61]。在再灌注损伤中，EC是氧自由基攻击的目标，氧自由基作用于内皮细胞膜脂质，导致质膜过氧化，产生脂质过氧化物。高血压时氧化应激反应生成超氧阴离子自由基，抑制NO生成，激活AS瀑布式反应：氧自由基促进脂质过氧化反应，氧化低密度脂蛋白胆固醇（LDL-C），从而促进血管紧张素原及血管紧张素Ⅱ$_1$型受体（AT_1）、氧化的低密度脂蛋白胆固醇受体、迁移-黏附因子（ICAM-1、VCAM-1、E-选择素、MCP-1）、炎性细胞因子（白介素、TNF-α）、生长因子（MAP激酶）及PAI-1基因表达，单核细胞和平滑肌细胞产生金属蛋白酶和炎性细胞因子，使AS斑块破裂，血管重塑。

EC 是血管内血液和血管平滑肌间的屏障，具有防护作用，EC 间的紧密连接保证了血管内膜的通透性。EC 还兼具重要的内分泌功能，一是能合成和释放血管活性物质以调节血管张力；二是合成凝血和抗凝血蛋白，参与凝血机制，防止血栓形成。

（1）EC 通过分泌内皮源性血管舒张因子（endothelium-derived relaxing factor，EDRF，亦即 NO）、ET、Ang Ⅱ、PGI_2 及血栓素 A_2（TXA_2）维持着正常的血管张力。高血压时 EC 损伤，NO 生成减少，内皮依赖性血管舒张作用减弱[62]。ET 是内皮源性收缩因子，是 EC 合成及释放的迄今已知作用最强、持续最久的缩血管活性多肽，其活性为 Ang Ⅱ 的 10 倍。在 ET 的异构体中，ET-1 缩血管作用最强[63]。高血压时，ET 水平升高；在盐耗竭状态下，较盐不敏感性高血压和中间状态高血压者，盐敏感性高血压者 ET 水平最高，且与儿茶酚胺水平呈正相关[64]。生理状态下，NO 及 ET 的平衡维持着血管张力。高血压时，EC 损伤，破坏了 NO 与 ET 的平衡，导致血管收缩。另外，高血压状态下，Ang Ⅱ 水平升高，可直接作用于小动脉。PGI_2 及 TXA_2 均为花生四烯酸衍生物，目前难以测定二者浓度，实验中常用其代谢产物 6-酮-前列腺素 F1a 及 TXB_2 反映其水平。PGI_2 主要由 EC 和 VSMC 产生，具有舒张血管和抑制血小板聚集的作用。血小板、肾小球上皮细胞系膜细胞、中性粒细胞及单核细胞等均可合成 TXA_2，TXA_2 可诱导血小板聚集及血管收缩。正常时二者保持着动态平衡，高血压时，EC 受损，使血管局部合成 PGI_2 功能减退；同时循环血液中的血小板黏附在损伤部位，使 TXA_2 合成增加，PGI_2/TXA_2 平衡失调，从而导致动脉收缩、血小板聚集、血栓形成[65]。

（2）EC 通过合成凝血和抗凝血蛋白参与凝血机制的调节。一方面，EC 具有多种抗血栓因子如蛋白 C、血栓调节蛋白（TM）、组织型纤溶酶原激活物（tpA）及 PGI_2 等，使血管壁具有抗凝血功能；另一方面，EC 又分泌促凝血因子如 PAI-1 及血管性假血友病因子（von Willebrand factor，vWF），发挥促凝作用。

蛋白 C 系统是体内重要的抗凝系统。TM 是蛋白 C 活化的辅因子，与凝血酶结合形成凝血酶血栓调节蛋白复合物，该复合物使凝血酶不再具有促凝活性。同时蛋白 C 在凝血酶血栓调节蛋白复合物催化下激活，通过使凝血因子 V a 和 Ⅷ a 失活、抑制凝血酶形成而阻止血栓形成；还可通过中和 PAI-1 增加纤溶活性[66]。在生理状态下，EC 不分泌和释放 TM，因而在血液中的浓度很低。当高血压、EC 损伤时，TM 便从细胞膜释放出来，导致血浆水平增高。PGI_2 是强效血小板聚集抑制剂，可防止血栓形成。tpA 与纤维蛋白结合，激活纤溶酶原而发生溶栓作用，此作用可被活化的 PAI-1 阻断，使正常机体内不发生过度纤溶，同时又保证了血管内血栓及时溶解清除，维持血流通畅。PAI-1 由 EC、VSMC 等合成和分泌，与 tpA 形成复合物，抑制了 tpA 的活性，减少纤维蛋白溶解，二者的动态平衡维持止血与血栓两者之间的平衡[67]。高血压时，由于 EC 受损，PAI-1 释放入血，降低纤溶活性，促进血栓形成。

EC 和巨核细胞分泌 vWF，使血小板黏附于血管损伤部位的内皮下结缔组织，促进血小板聚集，有利于血栓形成。vWF 因子还可促进Ⅷ因子的合成和分泌并与之结合，作用于凝血瀑布中，避免活性蛋白 C 使Ⅷa 因子失活的作用，从而通过内源性凝血瀑布促进 X a 和Ⅱa 因子的生成而起到促凝作用[68]。高血压患者 EC 受损，血浆 vWF 抗原水平显著升高，血压控制后，vWF 可降至正常水平[69]。

EC 还可产生 V 因子和Ⅷ因子而发生促凝作用。

（3）EC 分泌黏附分子，促进血细胞与 EC 黏附，调节炎症反应。正常血管内皮不吸附白细胞，高血压时，Ang Ⅱ诱导动脉 EC 和 VSMC 产生氧自由基，刺激 EC 表达可溶性血管细胞黏附分子-1，增加动脉 VSMC 表达炎性细胞因子如白细胞介素-6 及单核细胞趋化蛋白-1，吸附粒细胞、单核细胞和淋巴细胞在动脉硬化损伤的局部，参与白细胞的迁移及黏附等过程，引发炎症反应，这些过程在血栓形成中起着重要作用[70]。

总之，高血压时 EC 损伤，引发促血栓功能增强、凝血功能亢进、纤溶活性降低及血管收缩，导致 AS 及血栓形成。

EC 损伤后导致血管内膜局部细胞脱落，血小板聚集并黏附于暴露的内皮下结缔组织，释放促有丝分裂因子如血小板源生长因子

(platelet-derived growth factor，PDGF），刺激 VSMC 和单核细胞迁移，同时诱导 VSMC mRNA 表达，促使 VSMC 由静止期进入增殖期，而使 VSMC 增殖。

2.VSMC 增殖是 AS 发展的重要过程　VSMC 存在于血管内膜 EC 下，是构成血管壁的主要成分，并通过缓慢、轻度的收缩维持血管壁的张力。在脑血管疾病中，血管结构和功能发生变化，VSMC 的收缩和舒张反映了血管舒缩功能。高血压时，血管收缩功能增强而舒张功能减弱；同时 VSMC 肥大、增生，产生和分泌细胞外基质增加，细胞间胶质沉积增加，导致血管壁增厚，血管壁顺应性下降，管腔狭窄，AS 形成。高血压时通过一系列细胞因子，使 VSMC 增殖。

（1）PDGF 是一种重要的促细胞分裂剂和趋化剂，可以刺激多种细胞如成纤维细胞、VSMC 等分裂和增殖。在 EC 和 VSMC，PDGF 的表达或抑制受不同细胞因子的影响。PDGF 能有效地诱导 VSMC 表型转化、迁移和增殖，促进 AS 形成，而低密度脂蛋白胆固醇受体相关蛋白（LRP）可抑制 PDGF 诱导的 VSMC 增殖、迁移[71]。

（2）Ang Ⅱ具有强大的血管收缩作用，同时通过复杂的细胞内信号转导，直接促进 VSMC 增殖、肥大及胶原纤维增生，使血管壁硬化，管腔狭窄[72]。

（3）神经肽 Y（NPY）呈浓度依赖性刺激 VSMC DNA 合成增加[73]，促进 VSMC 增殖。

3.炎症反应贯穿动脉粥样硬化血栓性疾病发生、发展的每一个过程[74]

（1）VSMC 是组成 AS 斑块的主要细胞成分，其增殖程度决定了纤维斑块的大小和临床结局。增殖的 VSMC 自血管中膜向血管内膜下迁移，合成并分泌胶原蛋白、弹力纤维和蛋白糖苷，形成结缔组织基质；同时 EC 损伤产生炎症反应，循环血液中的单核细胞和淋巴细胞经化学趋化作用进入血管壁，单核细胞演变成巨噬细胞。巨噬细胞是一种清道夫细胞，其表面的 LDL 受体仅能识别氧化的脂质。LDL-C 通过血管内皮进入血管内，高血压时氧化应激反应生成氧自由基，氧化血管内皮下滞留的 LDL-C 成氧化型 LDL（Ox-LDL），Ox-LDL 被巨噬细胞表面的清道夫受体识别，在血管内膜中的巨噬细胞和平滑肌细胞内沉积，形成泡沫细胞，细胞外结缔组织基质中亦有脂质沉积。泡沫细胞聚集形成 AS 初期的脂质条纹[75]，后期的 AS 病灶实际为长期的细胞增生性病变的累加结果，即平滑肌细胞增殖、巨噬细胞聚集及新的结缔组织形成，最终形成 AS 斑块。

（2）CRP 是机体非特异炎性反应的一种敏感标志物，主要在白细胞介素-6 调节下由肝细胞合成，肿瘤坏死因子- α（TNF - α）和白细胞介素-1 亦有部分调节作用。常规 CRP 检测难以测定低水平的 CRP，所以临床常检测 hs-CRP。Bautista 等[76]提出血清 CRP 浓度升高是原发性高血压的独立危险因子，其机制与 EC 损伤有关。高血压时 EC 损伤，损伤的 EC 引起炎性细胞黏附，激活单核巨噬细胞系统，促进单核巨噬细胞、T 淋巴细胞等进入受损的细胞内产生白细胞介素-6、α-TNF 等，刺激肝细胞合成 CRP，导致血浆中 CRP 浓度升高。一方面，高浓度 CRP 再损伤血管 EC，使 EC 释放的 NO 及 PGI$_2$减少，血管舒张功能下降；同时增强 PAI-1 的生成，抗血栓能力下降，促进 AS 的形成。另一方面，高浓度的 CRP 又可通过促进 EC 增生、迁移，使动脉内膜增厚、血管重构、阻力增加、血压升高，导致 AS。

高血压病患者除了血压高之外，还同时存在 EC 受损，VSMC 肥大、增殖，凝血-纤溶系统失衡，这些因素都与血栓形成有关，所以高血压病患者有血栓形成倾向，容易并发缺血性脑卒中。这提示进行降压治疗的同时，还要兼顾到其他改变，如保护 EC、抑制 VSMC 增殖及抗感染治疗等，从而阻断 AS 进程，降低缺血性脑卒中的发生率。

二、高血压缺血性脑卒中的特点

1. 脑梗死类型　高血压是脑梗死最重要的独立危险因素。它可通过引起中型动脉粥样硬化而导致中等面积或大面积脑梗死；也可引起小动脉硬化，是腔隙性脑梗死最重要的危险因素。腔隙性脑梗死主要累及穿通支动脉，这些穿通支动脉直径大多在 $100\sim400\mu m$，由于其直接从脑大动脉上呈直角分出，成为终末动脉，血流量少，侧支循环较少，承受的压力较高，在高血压长期作用下，血管内膜破坏，血管壁发生纤维样坏死、血管透明脂肪变性、玻璃样变性而引起管腔闭塞，导致腔隙性脑梗死发生，也可发生微小动脉瘤致脑出血[77]。

2. 血压的节律性与脑梗死　血压正常者和轻、中度原发性高血压患者的血压有一定的生物学节律性，表现为白昼 09:00 和 19:00 有两个峰，下午 15:00 有个稍低点，而在夜间 03:00 有显著的下降。收缩压 24 小时波动的幅度比舒张压稍大，波动范围是白天平均值的 $10\%\sim20\%$。晨起血压突然上升，在很短的时间达到日间最高峰，即"晨峰现象"，血压这种昼夜变化规律呈双峰一谷的长柄"杓"型。现在采用血压夜间下降率表示，即夜间血压下降率＝日间血压平均值－夜间血压平均值/日间血压平均值×100%。此值≥10%且＜20%为杓型，即正常血压节律；≥20%为超杓型，≥0 且＜10%为非杓型，＜0 为反杓型，后三种为异常血压节律。血压昼夜节律变化对于适应机体活动、保护心脑血管等靶器官的正常结构与功能起重要作用。当夜间血压持续升高而节律消失时，血管系统长时间处于高水平血压控制下，使脑血流灌注减少。高血压对靶器官的损害并不取决于偶测血压值，而取决于 24 小时平均血压水平、血压的节律性、血压晨峰现象以及血压的变异性等因素。异常血压节律的高血压患者较杓型患者有更严重的靶器官损害倾向，更易发生脑卒中[78-79]。

另外，缺血性脑卒中事件发生的时间呈现明显的节律性，即清晨醒后至中午（6:00—12:00）为高发时段，这与高血压的晨峰现象一致，而午夜至第 2 天清晨（0:00—6:00）为低谷。因为清晨后血浆儿茶酚胺及皮质醇浓度升高，从而导致血压迅速升高、心率增快、血管收缩，最终导致脑梗死[80]。

不仅如此，脑梗死的发生还取决于 24 小时平均血压水平及血压的变异性。后者指一定时间内的血压波动程度，通常以 24 小时动态血压（ABPM）监测的均值标准差反映血压变异幅度。血压变异程度大者易发生靶器官损害[81]。

3. 收缩期及舒张期高血压与脑梗死 中、青年人收缩压及舒张压均与心血管事件有关，而老年人中单纯性收缩期高血压比舒张期高血压更能预测心脑血管事件的发生率和死亡率[82]。单纯性收缩期高血压常见于老年人。资料证实，收缩压及脉压与心脑血管事件发生有关，能更准确地预测各种原因所致的死亡、心力衰竭以及脑卒中等。收缩期高血压可加速 AS，是脑血栓形成的独立危险因素[83]。

血压过低也可引起脑缺血损伤而致脑分水岭梗死（CWI）。

4. 缺血性脑卒中急性期血压的变化特点 脑梗死急性期即 1 周内，血压呈现一个先升高后下降的变化规律[84]。脑卒中急性期这种血压升高现象，是机体一种自动调节的病理生理反应。此时血浆儿茶酚胺、肾上腺素、皮质醇释放增加，而梗死组织周围缺血半暗带的血流灌注依赖于血压升高，有利于受损区神经元功能恢复。

第七节　降压治疗与缺血性脑卒中

20 世纪 80 年代初，由阜外心血管病医院组织的多中心流行病学合作研究对约 3 万队列人群进行随访，研究结果表明，在中国人群中，高血压是糖尿病、血清总胆固醇升高、吸烟、冠心病和脑卒中等几大危险因素中相对危险和人群归因危险度最高的因素；高血压是血压正常者脑卒中发病相对危险的 5.3 倍；将血压控制到正常水平，可在人群中防止 42% 的脑卒中[85]。前瞻性研究还表明，血压水平对于脑卒中发病的危险呈线形升高，并无所谓阈值，当处于高血压前期时，脑卒中发病的危险已显著增高，提示防治高血压及预防心脑血管病应从全人群着手。

从宏观角度着手，高血压防治策略应涉及全人群、高血压高危人群、高血压患者和缺血性脑卒中患者四个层次。对全人群要进行高血压知识的普及教育，避免危险因素的产生；对高危人群倡导健康生活方式，控制危险因素，预防高血压的发生；对高血压患者要在控制危险因素的同时，坚持长期的规范化降压治疗，保护靶器官，减少心脑血管病的发生；对缺血性脑卒中合并高血压的患者，要处理好脑卒中急性期血压，并做好二级预防，以促进神经功能缺损恢复，预防脑卒中复发。

一、控制危险因素

缺血性脑血管病是多种危险因素综合作用的结果[86]，这些危险因素分为：不可控制因素如年龄、性别、低出生体重、种族和遗传因素；可控制且证据充分的因素如高血压、吸烟、糖尿病、心房颤动或其他心脏病、血脂代谢异常、颈动脉狭窄、镰状细胞病、绝经后激素治疗、不健康饮食、缺乏运动和肥胖；可控制但证据欠充分的因素如代谢综合征、酗酒、药物滥用、口服避孕药、睡眠呼吸暂停、偏头痛、高半胱氨酸血症、高脂蛋白（a）、高凝状态、炎症和感染。

1. 生活方式干预　不健康的生活方式如不健康饮食、吸烟、酗酒和长时间静坐状态易导致心脑血管疾病，其致病作用主要通过生物学危险因素如高血压、血脂异常、肥胖、糖代谢异常等表现出来，因此应积极改变生活方式，以降低高血压发病率。

2. 饮食干预　2007 年新版《中国居民膳食指南》为居民提供了科学的平衡膳食搭配方案，以每天每人计，应吃食物总量为1000～1500g，其中：

（1）基础谷物食物：250～400g；

（2）增加膳食纤维：蔬菜、水果 300～500g；

（3）肉禽、蛋、鱼虾类：总计 150～200g，其中肉禽类 50～75g、蛋类 25～50g、鱼虾类 50～100g；

（4）提倡奶类、豆类：鲜奶 300g，大豆及豆制品 30～50g；

（5）减少脂肪摄入：烹调油不超过 25～30g。

（6）减少钠盐摄入：食盐不宜超过 6g。

3. 限制酒精摄入　相对不饮酒者，少量饮酒（女性每天饮酒12g，男性每天饮酒 24g）可提高高密度脂蛋白胆固醇浓度、降低血小板聚集及血浆纤维蛋白原浓度。而大量饮酒则升高血压，提高血液高凝状态，减少脑血流量。在一项包括 35 个临床研究的荟萃分析中，相对于不饮酒者，每天饮酒 12g 可使脑卒中风险减少 20%；每天饮酒 12～24g，可使脑卒中风险减少 28%；每天饮酒超过 60g，脑卒中风险增加 69%[87]。

4. 戒烟　吸烟超过 20 支/日者，心血管事件的发生率比不吸烟者高 2～6 倍，吸烟时间越长，危险越大。长期被动吸烟者所受的不良影响是主动吸烟者的 80%～90%。

5. 加强体力活动　体力活动应以有氧锻炼为主，步行是最安全有效的运动之一。建议成人每天进行累计相当于步行 6000 步以上的身体活动。如果身体条件允许，每日进行 30 分钟中等强度运动。

6. 药物干预控制危险因素。

二、我国高血压治疗的研究证据

自 1986 年以来，我国共进行了"七五"、"八五"、"九五"、"十五"、"十一五"大型高血压研究课题，与脑卒中相关的结果有：①钙拮抗药治疗高血压患者，与安慰剂比较，可使脑卒中相对风险减少 40%～50%。②利尿药可减少脑卒中再发。③对体质尚可的 80 岁以上高龄高血压患者，当其收缩压>160mmHg 时，口服缓释吲哒帕胺 1.5 mg/d，可明显减少脑卒中风险及总死亡风险。④对伴有心血管病危险因素的 2 型糖尿病患者，降压治疗取得的净效益优于强化降糖治疗。这提示糖尿病的治疗更复杂，可能需要综合干预，如降压、降糖、调脂及抗血小板治疗等。⑤关于华法林抗凝治疗的国际标准单位，中国人比西方人要小些。⑥中国高血压综合防治研究阶段分析提示，初始小剂量两种药联合治疗可改善高血压控制率[88]。2005 年中国高血压防治指南[89]指出，血压与脑卒中发病危险呈对数线性关系，基线收缩压每增加 10mmHg，脑卒中发病相对危险增加 49%；舒张压每增加 5mmHg，脑卒中发病相对危险增加 46%。我国人群高血压对脑卒中的发病影响强度为西方人群的 1.5 倍。控制血压是预防脑卒中的关键。2009 年基层版中国高血压防治指南对 2005 年防治指南进行了修订，该指南面向基层，可操作性更强。

三、原发性高血压的治疗

1. 高血压治疗目标

(1) 长期、有效、平稳地控制血压水平;

(2) 预防(逆转)心、脑、肾等靶器官的损害;

(3) 最大限度地减少心脑血管疾病的发病和死亡;

(4) 改善生存质量。

2. 降压治疗的时机及目标值　何时开始降压治疗? 欧洲 ESH/ESC 高血压指南(2007)[59]建议高血压患者应根据其总体心血管危险性即以 10 年心血管事件的绝对危险进行相应的危险分层(表1-2),以确定降压治疗的时机。高危患者血压处于正常高值(130~139/85~89mmHg),即应在改变生活方式的基础上进行药物治疗;而极高危患者,血压在正常水平(120~129/80~84mmHg)也应立即开始药物治疗。所有高血压患者血压应至少降至 140/90mmHg 以下,如能耐受,还应降至更低;对高危和极高危患者,治疗的目标至少降至 130/80mmHg 以下。

欧洲 ESH/ESC 高血压指南(2007)更重视亚临床靶器官损害的指标,包括:心电图或超声显示左室肥厚;颈动脉内膜增厚或斑块形成;脉搏波传导速度(PWV)>12m/s;踝臂指数(ABI)<0.9;血肌酐中度升高;肾小球滤过率 $[<50ml/(min \cdot 1.75m^2)]$ 或肌酐清除率下降(<60 ml/min);微量白蛋白尿。

3. 降压药物的选择　欧洲 ESH/ESC 高血压指南(2007)指出,降压治疗的获益主要来自血压下降本身,血压下降幅度是患者获益的根本保障,所选药物种类并不是患者获益与否的决定因素,所以强调一线降压药的观念已不再适合临床实践。噻嗪类利尿剂、钙通道阻滞剂、血管紧张素转化酶抑制剂(ACEI)、血管紧张素受体阻滞剂(ARB)和 β 受体阻断剂 5 类药物可单独或联合用于起始降压治疗和维持治疗。需注意的是 β 受体阻断剂与利尿剂合用,不适于代谢综合征或糖尿病高危者。α 受体阻断剂会增加心力衰竭风险,不推荐其作为单独或起始治疗用药。每种药物均有其各自的临床适应证和禁忌证,临床医师应以循证医学为证据,根据患者的亚临床型靶器官损害指标以及是否合并其他危险因素，个体化地选择药物。

表1-2 欧洲 ESC/ECH 高血压指南（2007）中靶器官检测项目的意义、可行性与价格评估

检测项目	预测价值	可行性	费用
心电图	++	++++	+
超声心动图	+++	+++	++
颈动脉内中膜厚度	+++	+++	++
动脉弹性	+++	+	++
踝臂指数	++	++	+
冠脉钙化含量	+	+	++++
心脏/血管组织组成	?	+	++
循环中胶原标志	?	+	++
内皮功能障碍	++	+	+++
腔隙性脑梗死/白质损害	?	++	++++
肾小球滤过率或肌酐清除率	+++	++++	+
微量白蛋白尿	+++	++++	+

4. 高血压分级、分层治疗

（1）1级、低危或中危患者，可以用单药起始治疗。

（2）2级、3级、高危或极高危患者，推荐起始治疗即用两种药物低剂量联合应用，治疗应达标，可联合两种或两种以上药物。

5. 降压药物联合应用 为使降压达标，联合两种或两种以上的降压药物是根本要求。以下为推荐的几种联合降压治疗方案[59]（图1-1），六边形中推荐实线连接的组合，而虚线连接的组合不再作为最佳选择。降压过程中，应考虑到特殊人群如老年人、孕妇等，还要兼顾高血压危险因素及靶器官受累情况，在指南的指导下

制订个体化的治疗方案。

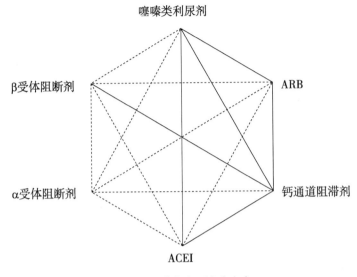

图1-1 联合降压治疗方案

6. 欧洲高血压协会（ESH）（2009）对常用降压药物的综合评价

（1）ACEI与ARB在降低血压以及靶器官保护方面均有肯定疗效，ARB在减少卒中事件发生方面的作用与ACEI相当。二者在降压治疗过程中还可能对糖代谢产生有益影响。

（2）钙通道阻滞剂可作为与其他四类药物联合的基础，可以更为有效地减少卒中事件，且对糖代谢无不良影响。

（3）虽然β受体阻断剂对糖代谢具有潜在的不良影响，可能增加新发糖尿病的发生率，但仍为一类有效的降压药物，其作用不可低估。

（4）噻嗪类利尿剂对老年人高血压、伴有心力衰竭的高血压以及顽固性高血压具有很好的疗效，且因其价格低廉，在美国预防、检测、评估与治疗高血压全国联合委员会第七次报告（JNC 7）中享有独特地位。然而新指南指出，目前关于此类药物逆转靶器官损害的研究证据很少，且该类药物的耐受性较其他类降压药差，所以需要更多的临床资料提供证据。

（5）依据高血压的发病机制，目前正在研发新型降压药物，如直接肾素抑制剂、内皮素受体拮抗剂、一氧化氮供体、血管加压素拮抗剂及 AT2 受体激动剂等。

7. 高血压病时间治疗学　治疗高血压并不仅仅是使血压值达标，更重要的是保护靶器官，预防心脑血管病，为此应①降低昼夜整体血压水平；②有效抑制晨峰现象；③维持夜间血压的适度下降以恢复或保持正常血压节律。

关于维持夜间较低的血压水平，在临床实践中要结合患者的实际情况，对于老年人，尤其是血液黏稠度增高时，盲目降低夜间血压会引起重要脏器血流减少，在脑部造成分水岭梗死。

最近提出了关于高血压病"时间治疗学"的概念。时间治疗学的基本原理是将投药剂量与疾病发生的昼夜节律有机结合起来，在疾病发生的高危时段增加药物剂量或活性，在其他时段则适度降低药物活性，这样既可提高治疗有效率，还可减少药物的不良反应，即以最小的经济学和不良反应代价获取最佳的治疗效果，实现由"如何治疗"向"何时治疗"的转变。传统的清晨服用长效降压药的给药方法不能达到该目标。对高血压的时间治疗要考虑血压昼夜变化模式和服药时间对降压药物的药代动力学和药效学的影响，选择合适的药物及给药时间，使降压药物作用效应与高血压发生的节律相一致，以避免高血压晨峰时段脑卒中的高发病率。降压药给药时间应以控制"晨峰现象"为目标，同时又不能造成夜间血压严重下降，保证 24 小时全程稳定地控制血压，减小血压的变异性，恢复生理模式的杓型血压，安度清晨危险，从而减轻靶器官损害，避免脑卒中等心脑血管疾病的发生[90]。

四、缺血性脑卒中的降压治疗

对于高血压缺血性脑卒中患者，建议在治疗指南指引下，兼顾高血压脑卒中的发病机制，针对患者的危险因素及合并的靶器官损害，制订个体化治疗方案。

1. 急性期降压治疗　急性期脑梗死患者约 75% 于发病后 24～

48小时内血压升高，其原因与脑梗死后急性应激反应、神经内分泌系统被激活、病灶的部位、卒中类型、病情严重程度以及颅内压增高有关。

血压的这种反应性增高是机体的一种保护性机制。在脑梗死急性期，脑血流量的自身调节机制部分或完全丧失，以维持缺血区的正常血流灌注。有效的局部脑血流量（rCBF）是关键。rCBF取决于脑灌注压（CPP）和脑血管阻力。平均动脉压下降或颅内压增高均可导致CPP降低。如果脑血管阻力调节功能正常，则CPP在相当大的范围内波动均不影响或较少影响rCBF，此即脑血管的自动调节功能。脑自动调节功能发挥作用应维持脑灌注压在50～150mmHg的范围内，可见缺血性脑血管病早期缺血区的脑灌注几乎完全依赖于动脉血压的维持，适度的动脉压升高可改善梗死组织周围缺血半暗带区域的血流量，甚至有动物实验证实，在急性缺血性脑血管病中，诱导高血压治疗对缺血脑组织有保护作用[91-92]。在临床实践中，虽然有临床试验提供了一些支持证据[93]，但目前尚无多中心大样本资料证实脑梗死急性期升压治疗有效。同时必须注意血压过高会出现脑水肿、出血性梗死、高血压脑病或心力衰竭，特别是脑梗死后2～4天，随着血管源性脑水肿的发生或血脑屏障被破坏，血压过高会引发脑出血及加重脑水肿。在脑水肿期应避免使用血管扩张剂和钙拮抗剂降压。以上这种血压增高的机体自身调节机制在7天左右即减弱或消失，所以即使不进行降压治疗，此后血压也会下降[94]。因此建议：急性脑卒中3天内，只有当血压超过220/120mmHg时才需谨慎降压，以免导致神经功能恶化[95]。但发生高血压急症如恶性高血压、高血压脑病、急性心肌梗死、急性主动脉壁夹层、急性左心室功能衰竭及子痫时，需在短时间内使血压逐渐下降，但下降幅度不应超过25%，不低于160/100mmHg，以免造成脑、心脏和肾缺血[96]。另外，脑灌注取决于灌注压及心排血量，所以减慢心率的抗高血压药如β受体阻断剂应避免使用[97]。需要注意的是，由于缺乏充分的随机对照临床试验证据，上述指南仅为C级推荐。国内研究显示，急性缺血性脑卒中患者入院后约1.4%的患者收缩压≥220mmHg，5.6%的患者舒张压≥120mmHg。

血压升高的主要原因包括：疼痛、恶心呕吐、颅内压增高、意识模糊、焦虑、脑卒中后应激状态及病前存在高血压等。多数患者在脑卒中后 24 小时内血压自发降低，病情稳定而无颅内高压或其他严重并发症的患者，24 小时后血压水平基本可反映其病前水平。由此，《中国急性缺血性脑卒中诊治指南（2010）》[98]针对我国实际情况建议：①准备溶栓者，应使收缩压＜180mmHg、舒张压＜100 mmHg。②缺血性脑卒中后 24 小时内应谨慎降压，在控制了使血压升高的因素如紧张、焦虑、疼痛及颅内高压等情况后，血压仍持续升高，收缩压≥200mmHg 或舒张压≥110 mmHg，或伴有严重心功能不全、主动脉夹层、高血压脑病，可予谨慎降压，推荐静脉使用短效药物，避免血压降得过低。③有高血压病史且正在服用降压药者，如病情平稳，可于脑卒中 24 小时后开始恢复使用降压药物。④脑卒中后低血压者，应积极寻找和处理原因，必要时可采用扩容、升压措施。

总之，血压过高或过低均不利，临床中宜遵循个体化治疗原则，密切监测血压，在保证心脏、肾等脏器功能的前提下，适当维持血压在较高的水平以保证脑灌注；急性期过后缓慢降压以使血压达标。

2. 高血压缺血性脑卒中二级预防　二级预防的主要目的是为了预防或降低再次发生卒中的危险和降低致残率。《中国缺血性脑卒中和短暂性脑缺血发作二级预防指南（2010）》推荐[99]：

（1）对于缺血性脑卒中和短暂性脑缺血发作（TIA），建议进行抗高血压治疗，以降低脑卒中和其他血管事件复发的风险（Ⅰ级推荐，A 级证据）。在参考高龄、基础血压、平时用药、可耐受性的情况下，降压目标一般应该达到≤140/90mmHg，理想应达到≤130/80mmHg（Ⅱ级推荐，B 级证据）。

（2）降压治疗预防脑卒中和 TIA 复发的益处主要来自于降压本身（Ⅰ级推荐，A 级证据）。建议选择单药或联合用药进行抗高血压治疗（Ⅱ级推荐，B 级证据）。具体药物的选择和联合方案应个体化。

（3）血糖控制不良与脑卒中复发有关（Ⅰ级推荐，A 级证据）。

（4）糖尿病合并高血压患者应严格控制血压在 130/80mmHg 以下，降血压药物以 ACEI、血管紧张素Ⅱ受体拮抗剂类在降低心脑血管事件方面获益明显（Ⅰ级推荐，A 级证据）。在严格控制血糖、血压的基础上联合他汀类药物可以降低脑卒中的风险（Ⅰ级推荐，A 级证据）。

（5）只有他汀类药物可以降低脑卒中的危险。胆固醇水平升高的缺血性脑卒中和 TIA 患者，目标是使 LDL－C 水平降至 2.59mmol/L 以下或使 LDL－C 下降幅度达到 30％～40％（Ⅰ级推荐，A 级证据）。

（6）伴有多种危险因素（冠心病、糖尿病、未戒断的吸烟、代谢综合征、脑动脉粥样硬化性病变但无确切的易损斑块或动脉源性栓塞证据或外周动脉疾病之一者）的缺血性脑卒中和 TIA 患者，应将 LDL－C 降至 2.07mmol/L 以下或使 LDL－C 下降幅度＞40％（Ⅰ级推荐，A 级证据）。

（7）对于有颅内外大动脉粥样硬化性易损斑块或动脉源性栓塞证据的缺血性脑卒中和 TIA 患者，推荐尽早启动强化他汀类药物治疗，使 LDL－C＜2.07mmol/L 或下降幅度＞40％（Ⅲ级推荐，C 级证据）。

（8）长期使用他汀类药物，如肝酶＞3 倍正常上限，肌酶＞5 倍正常上限时停药观察（Ⅰ级推荐，A 级证据）。

（9）对于有脑出血病史或脑出血高风险人群应权衡风险和获益，谨慎使用他汀类药物（Ⅱ级推荐，B 级证据）。

（邵　燕　朱　敏　章成国）

参考文献

1. Svetkey LP. Management of prehypertension. Hypertension, 2005, 45 (6)：1056－1061.

2. Chobanian AV, Bakris GL, Black HR, et al. Seventh report of the Joint National Committee on prevention, detection, evaluation, and treatment of high blood pressure. Hypertension,

2003，42（6）：1206－1252.

3. Greenlund KJ, Croft JB, Mensah GA. Prevalence of heart disease and stroke risk factors in persons with prehypertension in the United States, 1999－2000. Arch Intern Med, 2004, 164 (19)：2113－2118.

4. Yu D, Huang J, Hu D, et al. Prevalence and risk factors of prehypertension among Chinese adults. J Cardiovasc Pharmacol, 2008，52（4）：363－368.

5. Suri MF, Qureshi AI. Prehypertension as a risk factor for cardiovascular diseases. J Cardiovasc Nurs, 2006, 21（6）：478－482; quiz 483－484.

6. Kearney PM, Whelton M, Reynolds K, et al. Global burden of hypertension：analysis of world wide data. Lancet, 2005, 365 (9455)：217－223.

7. Cutler JA, Sorlie PD, Wolz M, et al. Trends in hypertension prevalence, awareness, treatment, and control rates in United States adults between 1988－1994 and 1999－2004. Hypertension, 2008，52（5）：818－827.

8. 中国高血压防治指南修订委员会. 中国高血压防治指南2005年修订版. 北京：人民卫生出版社，2005：04－06.

9. 中华人民共和国卫生部. 中国居民营养与健康状况. 中国心血管病研究杂志，2004，2（12）：919－922.

10. 焦淑芳，王瑜，庞星火，等. 北京市居民高血压患病及流行趋势分析. 中国公共卫生，2005，21（12）：1491－1492.

11. 朱永锋，张娟，邓军，等. 县级城乡高血压病防治的流行病学研究. 大连医科大学学报，2008，30（1）：36－37.

12. 李欣，李绥晶，金旭伟，等. 辽宁地区居民高血压流行现况. 中国慢性病预防与控制，2006，14（2）：94－97.

13. 王丽娜，曹丽，张敬一，等. 河北省成年居民高血压患病状况及相关因素分析. 中国慢性病预防与控制，2008，16（2）：125－129.

14. 陈鲁原. 高血压流行病学的东西方国家差异对我国临床实践的影响. 中华高血压杂志，2010，18（7）：613 - 617.

15. 张健，张兰，苏庆立，等. 原发性高血压遗传度的研究. 高血压杂志，1995，3（2）：161 - 163.

16. Isezuo SA. Systemic hypertension in blacks：an over view of current concepts of pathogenesis and management. Niger Postgrad Med J，2003，10（3）：144 - 151.

17. Yang-Feng TL，Xue FY，Zhong WW，et al. Chromosomal organization of adrenergic receptor genes. Proc Natl Acad Sci，1990，87（4）：1516 - 1520.

18. Jeunemaitre S，Soubrier F，Kotelevesev YV，et al. Molecular basis of human hypertension：role of angiotensinogen. Cell，1992，71（1）：169 - 180.

19. 李玉玲，陈义汉. 高血压病易感基因的研究进展，中国现代医学杂志，1999，9（4）：62 - 64.

20. 高玖鸣，王文. 高血压及心脑血管疾病流行病学的最新数据：美国心脏病和卒中年报 2008. 中华高血压杂志，2009，17（6）：494 - 495.

21. Zhou BF，Zhang XH，Zhu AM，et al. The relationship of dietary animal protein and electrolytes to blood pressure. a study on three Chinese populations. Intemat J Epidemiol，1994，23：716 - 722.

22. Falkner B. Differences in blacks and whites with essential hypertension：biochemistry and endocrine. State of the art lecture. Hypertension，1990，15（6 Pt 2）：681 - 686.

23. Muntzel M，Drueke T. A comprehensive review of the salt and blood pressure relationship. Am J hypertens，1992，5（4 Pt 1）：1S - 42S.

24. Luft FC，Grim CE，Willis LR，et al. Natriuretic response to saline infusion in normotensive and hypertensive man. The role of renin suppression in exaggerated natriuresis. Circulation，

1977，55 (5)：779 – 784.

25. Inter salt Cooperative Research Group. Intersalt：an international study of electrolyte excretion and blood pressure. Results for 24 hour urinary sodium and potassium excretion. BMJ，1988：297 – 319.

26. Myron H. Weinberger. Salt sensitivity of blood pressure in humans. Hypertension，1996，27 (part2)：481 – 490.

27. 刘治全，侯嵘，刘杰，等. 盐敏感者在人群中的分布及血压正常盐敏感者的特点. 高血压杂志，1998，6 (1)：30 – 33.

28. 李南方，殷晓娟. 盐敏感相关基因与高血压关系的研究. 医学综述，2004，10 (4)：215 – 216.

29. 符云峰，孙纪新，李素琴，等. 长期摄取高钠盐饮食引发的高血压发病机制实验研究. 中国病理生理杂志，2001，17 (2)：143 – 146.

30. Sullivan JM. Salt Sensitivity-definition，conception，methodology，and long-term issues. Hypertension，1991，17 (1 Suppl)：61 – 68.

31. Chiolero A，Maillard M，Nussberger J，et al. Proximal sodium reabsorption：an independent determinant of blood pressure response to salt. Hypertension，2000，36：631 – 637.

32. Wyss JM，Mozaffari MS，Roysommuti S. Contribution of the sympathetic nervous system to salt-sensitivity in life time captopril-treated spontaneously hypertensive rats. J Hypertens，1995，13：1037 – 1042.

33. 牟建军，刘治全，孙超峰，等. 胰岛素抵抗与盐敏感高血压关系研究. 中国公共卫生，2002，18 (6)：675 – 676.

34. Singh SK，Sarkar D，Agrawal JK. Insulin resistance and urinary excretion of sodium in hypertensive patients with non-insulin dependent diabetes mellitus. J Assoc physicians India，1999，47 (7)：709 – 711.

35. 赵连成，武阳丰，周北凡，等. 不同体重指数和腰围人群的高

血压均值及高血压患病率调查. 中华流行病学杂志，2003，24
（6）：471－475.

36. 余振球，杨丽玫，李晓佳，等. 吸烟对正常血压者 24 小时动态
血压的影响. 中华心血管病杂志，1998，26（5）：334－336.

37. 丁立群，姜玲，范洁. 吸烟加重高血压病患者大中动脉硬化.
中华高血压杂志，2008，16（1）：26－28.

38. McFadden CB，Brensinger CM，Berlin JA，et al. Systematic
review of the effect of daily alcohol intake on blood pres-
sure. Am J Hypertens，2005，18：276－286.

39. Jain S，Ram H，Kumari S，et al. Plasma homocysteine levels
in Indian patients with essential hypertension and their sib-
lings. Ren Fail，2003，25（2）：195－201.

40. Peppard PE，Young T，Palta M，et al. Prospective study of
the association between sleep-disordered breathing and hyper-
tension. N Engl J Med，2000，342（19）：1378－1384.

41. Hornyak M，Cejnar M，Elam M，et al. Muscle sympathetic nerve
activity during sleep in man. Brain，1991，114：1281－1295.

42. Loredo SJ，Ziegler GM，Ancoli-Israel S，et al. Relationship of
arousals from sleep to sympathetic nervous system activity and BP in
obstructive sleep apnea. Chest，1999，116：655－659.

43. Hedner JA，Wilcox I，Laks L，et al. A specific and potent
pressure effect of hypoxia in patients with sleep apnea. Am Rev
Respir Dis，1992，146：1240－1245.

44. 吴云涛，吴寿岭，李云，等. 血清尿酸对高血压前期人群血压
转归的影响. 中华高血压杂志，2010，18（6）：545－549.

45. Perlstein Ts，Gumieniak O，Hopkins PN，et al. Uric acid and
the state of the intrarenal rennin-angiotensin system in human.
Kidney Int，2004，66（4）：1465－1470.

46. Kang DH，Park SK，Lee IK，et al. Uric acid-induced C-reac-
tive protein expression：implication on cell proliferation and
nitric oxide production of human vascular cells. J Am Soc

Nephrol，2005，16（12）：3553-3562.

47. Yoo TW，Sung KC，Shin Hs，et al. Relationship between serum uric acid concentration and insulin resistance and metabolic syndrome. Circ J，2005，69（8）：928-933.

48. 赵凯，杨万松，陈树涛，等. C反应蛋白与原发性高血压及其危险因素的关系. 天津医药，2007，35（4）：253.

49. Rao MS. Pathogenesis and consequences of essential hypertension. J Indian Med Assoc，2003，101（4）：251-253.

50. Fisher ND，Hurwitz S，Jeunemaitre X，et al. Familial aggregation of low-renin hypertension. Hypertension，2002，39（4）：914-918.

51. Boegehold MA. Microvascular structure and function in salt - sensitive hypertension. Microcirculation，2002，9（4）：225.

52. 贾绍斌，陈树兰，李海全. 高血压病患者部分血管活性肽水平变化及其临床意义. 中华心血管病杂志，1998，26（5）：343-345.

53. 商黔惠，王丕荣，李琼辉，等. 多种血管活性物质与细胞膜离子转运与高血压的相互关系. 中华心血管病杂志，1998，26（5）：340-342.

54. 李光伟，李春梅，孙淑湘，等. 胰岛素抵抗-遗传和环境因素致高血压的共同途径. 中华内科杂志，2003，42（1）：11-15.

55. 陈明. 胰岛素抵抗高血压的发病机制研究. 长春中医药大学学报. 2009，25（3）：347-348.

56. 商黔惠，王丕荣，李琼辉，等. 多种血管活性物质与细胞膜离子转运与高血压的相互关系. 中华心血管病杂志，1998，26（5）：340-342.

57. 王向宇，吴可贵. 自发性高血压大鼠高血压形成前期血管平滑肌细胞增殖和肾素-血管紧张素系统的关系. 中华心血管病杂志，1997，25（3）：225-228.

58. Bradford C. Berk. Vascular smooth muscle growth. Autocrine growth mechanisms. Physiological Rews，2001，81（3）：999-1030.

59. Mancia G，De Backer G，Dominiczak A，et al. 2007 Guidelines

for the management of arterial hypertension: The Task Force for the Management of Arterial Hypertension of the European Society of Hypertension (ESH) and of the European Society of Cardiology (ESC). Eur Heart J, 2007, 28 (12): 1462 - 1536.

60. Ross R. The pathogenesis of atherosclerosis-an update. N Engl J Med, 1986, 314 (8): 488 - 500.

61. Nitenberg A. Hypertension, endothelial dysfunction and cardiovascular risk. Arch Mal Coeur Vaiss. 2006, 99 (10): 915 - 921.

62. Cardillo C, Panza JA. Impaired endothelial regulation of vascular tone in patients with systemic arterial hypertension. Vasc Med, 1998, 3 (2): 138 - 144.

63. Yanagisawa M, Kurihara H, Kimura S, et al. A novel potent vasoconstrictor peptide produced by vascular endothelial cells. Nature, 1988, 332 (6163): 411 - 415.

64. Elijovich F, Laffer CL, Amador E, et al. Regulation of plasma endothelin by salt in salt-sensitive hypertension. Circulation, 2001, 103: 263 - 268.

65. 王珊，袁兰所，郝玉明. 前列环素和血栓素 A2 与心血管疾病相关性及药物治疗新进展. 心血管病学进展，2008，29 (4): 610 - 612.

66. Van de Wouwer M, De′sire′ Collen, Edward M. Conway. Thrombomodulin-protein C-EPCR system. Integrated to regulate coagulation and inflammation. Arterioscler Thromb Vasc Biol, 2004, 24: 1374 - 1383.

67. Blann AD, Dobrotova M, Kubisz P, et al. von Willebrand factor, soluble P-selectin, tissue plasminogen activator and plasminogen activator inhibitor in atherosclerosis. Thromb Haemost, 1995, 74 (2): 626 - 630.

68. Fay PJ, Coumans JV, Walker FJ. vWF mediates protection of factor VIII from activated protein C-catalyzed inactivation. J Biol Chem, 1991, 266: 2172 - 2177.

69. Blann AD, Naqui T, Waite M, et al. von Willebrand factor and endothelial damage in essential hypertension. J Hum Hypertens, 1993, 7: 107 - 111.

70. 孙余华, 裴卫东, 惠汝太. 炎症与动脉粥样硬化基础和临床研究的新进展. 中国循环杂志, 2003, 18 (3): 232 - 235.

71. Boucher P, Gotthardt M, Li WP, et al. LRP: role in vascular wall integrity and protection from atherosclerosis. Science, 2003, 300 (5617): 329 - 332.

72. Touyz RM. Intracellular mechanisms involved in vascular remodelling of resistance arteries in hypertension: role of angiotensin II. Exp Physiol, 2005, 90 (4): 449 - 455.

73. Nilsson T, Edvinsson L. Neuropeptide Y stimulates DNA synthesis in human vascular smooth muscle cells through Neuropeptide Y Y1 receptors. Can J Physiol Pharmacol, 2000, 78 (3): 256 - 259.

74. Libby P, Ridker PM, Maseri A. Inflammation and atherosclerosis. Circulation, 2002, 105 (9): 1135 - 1143.

75. 中国成人血脂异常防治指南制定联合委员会. 中国成人血脂异常防治指南. 中华心血管杂志, 2007, 35 (5): 392.

76. Bautista LE, Lopez-JP, Vera LM, et al. Is C-reactive protein an independent risk factor for essential hypertension? J Hypertens, 2001, 19 (5): 857 - 861.

77. Lastilla M. Lacunar infarct. Clin Exp Hypertens, 2006, 28 (3 - 4): 205 - 215.

78. Verdecchia P, Porcellati C, Schillaci G, et al. Ambulatory blood pressure. An independent predictor of prognosis in essential hypertension. Hypertension, 1994, 24 (6): 793 - 801.

79. Lip GY, Gibbs CR, Beevers DG. Ambulatory blood pressure monitoring and stroke: more questions than answers. Stroke, 1998; 29 (8): 1495 - 1497.

80. Elliott WJ. Circadian variation in the timing of stroke onset: a

缺血性脑卒中与五大危险因素

meta-analysis. Stroke, 1998, 29 (5): 992 - 996.

81. Parati G, Ulian L, Santucciu C, et al. Clinical value of blood pressure variability. Blood Press Suppl: 1997, 2: 91 - 96.

82. Ielsen WB, Lindenstrom E, Vestbo J, et al. Is diastolic hypertension an independent risk factor for stroke in the presence of normal systolic blood pressure in the middle aged and elderly? Am J Hypertens, 1997, 10: 634 - 639.

83. 章成国, 邵燕, 谢坚, 等. 收缩期高血压与脑血栓形成的关系. 中华神经医学杂志, 2007, 6 (4): 418 - 419.

84. Harper G, Fotherby MD, Panayiotou BJ, et al. The changes in blood pressure after acute stroke: abolishing the "white coat effect" with 24 - h ambulatory monitoring. J Intern Med, 1994, 235 (4): 343 - 346.

85. 85 公关专题协作组. 90 年代初期我国心血管病的总体形势和特点. 中国慢性病预防与控制, 1996, 4: 145 - 149.

86. Goldstein LB, Bushnell CD, Adams RJ, et al. Guidelines for the primary prevention of stroke: a guideline for healthcare professionals from the American Heart Association/American Stroke Association. Stroke, 2011, 42 (2): 517 - 584.

87. Rundek T, Sacco RL. Risk factor management to prevent first stroke. Neurol Clin, 2008, 26 (4): 1007 - 1045.

88. 王文. 我国高血压防治现状和策略. 岭南血管病杂志, 2010, 16 (1): 5 - 7.

89. 中国高血压防治指南修订委员会. 中国高血压防治指南 (2005 年修订版). 高血压杂志, 2005, 13 Suppl: 5 - 41.

90. 高岩. 高血压与时间治疗学. 中国医药指南, 2010, 8 (5): 34 - 35.

91. Drummond JC, Yong-Seok Oh, Cole DJ, et al. Phenylephrine-induced hypertension reduces ischemia following middle cerebral artery occlusion in rats. Stroke, 1989, 20 (11): 1538 - 1543.

92. Smrcka M, Ogilvy CS, Crow RJ, et al. Induced hypertension

improves regional blood flow and protects infarction during focal is-chemia: Time course of changes in blood flow measured by Laser Doppler Imaging. Neurosurgery, 1998, 42 (3): 617 - 625.

93. Rordorf G, Koroshetz WJ, Erreddine MA, et al. A piolt study of drug-induced hypertension for treatment of acute stroke. Neurology, 2001, 56: 1210 - 1213.

94. Chalmers J, Todd A, Chapman N, et al. International society of hypertension (ISH): statement on blood pressure lowering and stroke prevention. J Hypertens, 2003, 21 (4): 651 - 663.

95. Knoll T, Haberl RL. When lowering blood pressure is risky. Cere-bral infarct-the paradox of prevention and acute therapy. MMW Fortschr Med, 2000, 142 (1 - 2): 25 - 27.

96. Chamontin B, Amar J, Chollet F, et al. Acute blood pressure ele-vations. Arch Mal Coeur Vaiss, 2000, 93 (11 Suppl) 1441 - 1447.

97. Hartmann A, Moskau S. Blood pressure and brain. Internist (Berl), 2005, 46 (5): 520 - 537.

98. 中华医学会神经病学分会脑血管病学组急性缺血性脑卒中诊治指南撰写组. 中国急性缺血性脑卒中诊治指南 2010. 中华神经科杂志, 2010, 43 (2): 146 - 153.

99. 中华医学会神经病学分会脑血管病学组缺血性脑卒中二级预防指南撰写组. 中国缺血性脑卒中和短暂性脑缺血发作二级预防指南 2010. 中华神经科杂志, 2010, 43 (2): 154 - 160.

第一节 血糖的概述

一、糖、血糖及其主要生理功能

糖类（carbohydrates）即碳水化合物，是一类化学本质为多羟醛或多羟酮类及其衍生物或多聚物的有机化合物。糖是人类食物的主要成分，约占食物总量的50％以上。食物中的糖类主要是淀粉，还包括一些单糖及双糖。双糖及多糖都必须经过酶的催化水解为单糖才能在小肠上段被吸收。食物中的糖类是机体的一种重要的能量来源，其在生命活动中的主要作用是提供碳源和能量。人体所需能量的50％～70％来自于糖类。

血糖也就是人体血液中的糖，其主要形式是葡萄糖（glucose，Glc）及糖原（glycogen，Gn），且大多数是以葡萄糖的形式存在。葡萄糖是糖在血液中的运输形式，在机体糖代谢中占据主要地位；糖原是葡萄糖的多聚体，包括肝糖原、肌糖原和肾糖原等，是糖在体内的储存形式。葡萄糖与糖原都能在体内氧化并提供能量。食物中的糖是机体中血糖的主要来源，被人体摄入经消化成单糖吸收后，经血液运输到各组织细胞进行合成代谢和分解代谢，以保持血糖稳定在一定水平，维持体内各器官和组织的能量需求。要维持血糖浓度的相对恒定，必须保持血糖的来源和去路的动态平衡。

二、血糖的来源和去路（图2－1）

血糖的来源主要包括以下三个方面：①食物中的糖，这是血糖的主要来源；②肝糖原分解，这是空腹时血糖的直接来源；③非糖物质如甘油、乳酸及生糖氨基酸等均能通过糖异生作用生成葡萄糖，这是机体在长时间处于饥饿状态时的血糖来源。

血糖的去路主要包括以下五个方面：①在体内各组织中氧化分解并提供能量，这是血糖的主要去路；②在肝、肌肉等组织中进行糖原合成备用，这是血糖的次要去路；③在体内转变为其他形式的糖及其衍生物，如核糖、氨基糖和糖醛酸等，进而发挥其生理功能；④也可进一步转变为非糖物质，如脂肪、非必需氨基酸等；⑤当血糖水平过高，超过肾小管的重吸收能力时，即可由尿液排出。

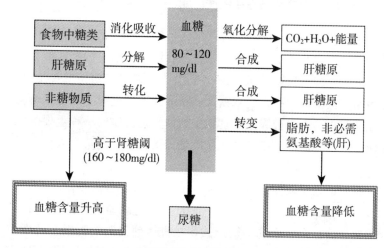

主要来源：食物中的糖类
主要去路：氧化分解

图 2-1　血糖的来源和去路

三、血糖代谢的主要途径

1. 糖的无氧分解　即体内组织在无氧或缺氧情况下，葡萄糖或糖原在胞浆中分解产生乳酸和少量 ATP 的过程，这个代谢过程常见于运动时的骨骼肌，因与酵母的生醇发酵非常相似，故又称为糖酵解过程。参与糖酵解反应的一系列酶存在于细胞质中，因此糖酵解的全部反应过程均在细胞质中进行。根据反应特点，可将整个过程分为四个阶段：第一阶段为磷酸己糖的生成（活化）；第二阶段为磷酸丙糖的生成（裂解）；第三阶段为 3 - 磷酸甘油醛转变为丙酮酸并释放能量（氧化、转能）；第四阶段为丙酮酸还原为乳酸（还原）。

糖酵解途径中有三个不可逆的化学反应，是这一途径的三个调节点，它们分别由己糖激酶（葡萄糖激酶）、6 - 磷酸果糖激酶 1 和丙酮酸激酶所催化，其中 6 - 磷酸果糖激酶 1 的活性是这一分解途径中的主要调节点。通过糖酵解，1 分子葡萄糖可转变为 2 分子乳酸，同时伴随着 2 分子 ATP 的产生；而从糖原开始，1 分子葡萄糖单位糖酵解成乳酸并可净产生 3 分子 ATP。

糖酵解途径的生理意义在于：①在无氧条件下，如剧烈运动或在高原活动时，可迅速提供能量，供机体需要；②可作为某些细胞（如成熟红细胞、视网膜细胞及肿瘤细胞等）在不缺氧条件下的能量来源；③可作为某些病理情况下（如严重贫血、大量失血及严重心肺疾病等）机体获得能量的方式；④既是糖的有氧氧化的前过程，也是糖异生作用的逆过程；⑤当糖的无氧分解过度时，可因乳酸生成过多而造成乳酸酸中毒。

2. 糖的有氧氧化　即体内组织在有氧条件下，进一步氧化生成乙酰辅酶 A（coenzyme A，CoA），经三羧酸循环彻底氧化成水、CO_2 及能量的过程。有氧氧化是糖氧化的主要方式，绝大多数组织细胞都是通过有氧氧化获得能量。其整个过程可分为三个阶段：第一阶段为丙酮酸的生成（在胞浆中进行）；第二阶段为丙酮酸氧化脱羧生成乙酰辅酶 A（在线粒体中完成）；第三阶段为乙酰辅酶 A 进入三羧酸循环彻底氧化（在线粒体中完成）。

其中，三羧酸循环（tricarboxylic acid cycle，TCA）是最为重要的阶段。其主要特点为：①三羧酸循环是乙酰辅酶 A 的彻底氧化过程，草酰乙酸在反应前后并无量的变化，三羧酸循环中的草酰乙酸主要来自丙酮酸的直接羧化；②三羧酸循环是能量产生的过程，1 分子乙酰辅酶 A 通过三羧循环经历了 4 次脱氢（3 次脱氢生成烟酰胺腺嘌呤二核苷酸，即 NADH＋H^+，1 次脱氢生成还原型黄素腺嘌呤二核苷酸，即 $FADH_2$）、2 次脱羧生成 CO_2、1 次底物水平磷酸化，共产生 12 分子 ATP；③三羧酸循环中柠檬酸合酶、异柠檬酸脱氢酶、α-酮戊二酸脱氢酶复合体是反应的关键酶，是反应的调节点。三羧酸循环的三个调节点是柠檬酸合酶、异柠檬酸脱氢酶、α-酮戊二酸脱氢酶复合体这三个限速酶，最重要的调节点是异柠檬酸脱氢酶，其次是 α-酮戊二酸脱氢酶复合体；最主要的调节因素是 ATP 和 NADH 的浓度。

糖的有氧氧化途径的生理意义在于：①其主要生理功能是氧化供能，人体内绝大多数组织细胞通过糖的有氧氧化获取能量；②糖的有氧氧化是体内三大营养物质代谢的总枢纽；③糖的有氧氧化途径与体内其他代谢途径有着密切的联系。此外，糖的有氧氧化和无氧分解之间存在着相互调节，当肌肉组织供氧充分的情况下，有氧氧化抑制糖酵解，产生大量能量供肌肉组织活动所需。缺氧时，则以糖酵解为主。

3. 磷酸戊糖途径　即以 6-葡萄糖开始，在 6-磷酸葡萄糖脱氢酶催化下形成 6-磷酸葡萄糖酸，进而代谢生成磷酸戊糖为中间代谢物的过程，又称磷酸已糖旁路。这一途径是葡萄糖氧化分解的另一条重要途径，它的功能不是产生 ATP，而是产生细胞所需的具有重要生理作用的特殊物质，如烟酰胺腺嘌呤二核苷酸磷酸（NADPH）和 5-磷酸核糖等。这条途径存在于肝、脂肪组织、甲状腺、肾上腺皮质、性腺、红细胞等组织中。代谢相关的酶存在于细胞质中。

其整个过程分为两个阶段：第一阶段为氧化阶段，6 分子的 6-磷酸葡萄糖经脱氢、水合、氧化脱羧生成 6 分子 5-磷酸核酮糖、6 分子 NADPH 和 6 分子 CO_2；第二阶段为异构阶段，6 分子 5-磷酸核酮糖经一系列基团转移反应异构成 4 分子 6-磷酸果糖和 2 分子 3-磷酸甘油醛回到下一个循环。磷酸戊糖途径的反应部位在胞浆，反应底物为 6-磷酸葡萄糖，NADPH、5-磷酸核糖是其重要的反应底物，6-磷酸葡萄糖脱氢酶（G-6-PD）是整个反应的限速酶。

磷酸戊糖途径的生理意义在于：①提供 NADPH，其作为体内多种物质生物合成的供氢体,脂肪酸、胆固醇和类固醇化合物的生物合成均需要大量的 NADPH;②提供 5 -磷酸核糖,为核苷酸、核酸的合成提供原料;③三碳糖、四碳糖、五碳糖、六碳糖及七碳糖通过磷酸戊糖途径互相转换。

4. 糖原的合成和分解　糖原是动物体内糖类的储存形式之一,是机体能迅速动用的能量储备。其主要以肝糖原和肌糖原两种形式存在,肝糖原的合成与分解主要是为了维持血糖浓度的相对恒定,而肌糖原则主要提供肌肉收缩所需的能量。

糖原的合成(glycogenesis)是指由葡萄糖合成糖原的过程,主要发生在肝和肌肉组织的胞浆中。其过程主要包括:①葡萄糖磷酸化生成 6 -磷酸葡萄糖;②6 -磷酸葡萄糖转变成 1 -磷酸葡萄糖;③1 -磷酸葡萄糖转变成尿苷二磷酸葡萄糖;④α - 1,4 -糖苷键式结合;⑤糖链分支的形成。

糖原的分解(glycogenolysis)习惯上是指肝糖原分解成葡萄糖的过程。其过程主要包括:①糖原的磷酸化;②在脱支酶的作用下转移葡萄糖残基并水解 α - 1,6 -糖苷键;③1 -磷酸葡萄糖转变成 6 -磷酸葡萄糖;④6 -磷酸葡萄糖水解生成葡萄糖。肌糖原分解的前三步反应与肝糖原分解过程相同,只是生成 6 -磷酸葡萄糖后,由于肌肉组织中不存在葡萄糖- 6 -磷酸酶,所以生成的 6 -磷酸葡萄糖不能转变成葡萄糖释放入血,而只能进入酵解途径以提供能量。

此外,体内糖原的合成和分解之间的调节存在着复杂的机制。它们主要受到肾上腺素、胰高血糖素、胰岛素等激素的影响:肾上腺素主要作用于肌肉;胰高血糖素、胰岛素主要调节肝中糖原合成和分解的平衡。糖原合酶与糖原磷酸化酶分别是糖原合成和糖原分解的限速酶,糖原磷酸化酶和糖原合酶的活性不会同时被激活或同时抑制,它们可以通过别构调节和共价修饰调节两种方式进行活性的调节。

5. 糖异生　是指从非糖化合物转变为葡萄糖或糖原的过程。糖异生主要发生在肝、肾细胞的胞浆及线粒体内,其原料主要有乳酸、甘油、生糖氨基酸。糖异生的反应过程基本上是糖酵解反应的逆过程，糖酵解途径中有三个由关键酶催化的不可逆反应，在糖异生时则分别由另外的反应和酶代替。

其整个过程分为三个阶段：①丙酮酸羧化生成草酰乙酸，后者脱羧生成磷酸烯醇式丙酮酸，这一阶段主要由丙酮酸羧化酶和磷酸烯醇式丙酮酸羧激酶催化；②1，6-二磷酸果糖转变为6-磷酸果糖，这一阶段主要由1，6-二磷酸果糖酶-1催化；③6-磷酸葡萄糖转变为葡萄糖，这一阶段主要由葡萄糖-6-磷酸酶催化。糖异生过程中四个关键酶催化的反应是其主要调节点。糖异生与糖酵解是互为调节的两条相同但方向相反的代谢途径。当体内糖充足时，糖酵解途径的关键酶活性会增强，糖异生途径的关键酶活性会减弱；当体内糖不足时，糖酵解途径的关键酶活性会减弱，糖异生途径的关键酶活性会增强。体内通过改变酶的合成速度、共价修饰调节和别构调节来调控这两条途径中关键酶的活性，以达到最佳的生理效应。

糖异生途径的生理意义在于：①在饥饿情况下保证血糖浓度的相对恒定，这是其最重要的生理意义；②补充糖原储备；③通过乳酸循环达到乳酸再利用；④促进肾排 H^+，调节酸碱平衡。

四、血糖水平的调节（图 2-2）

血糖水平即血糖浓度，正常血糖浓度为 3.9～6.1mmol/L。血糖水平的恒定对于人体来说具有重要的生理意义，可保证重要组织器官的能量供应，特别是某些依赖葡萄糖供能的组织器官。其中，脑组织不能利用脂酸，正常情况下主要依赖葡萄糖供能；红细胞没有线粒体，完全通过糖酵解获能；骨髓及神经组织代谢活跃，经常利用葡萄糖供能。但是体内血糖水平往往会因为自身及周围环境的改变而出现波动。造成血糖不稳定的原因主要包括：①上呼吸道感染；②各种严重疾病所造成的机体应激状态；③降糖药使用不规范或用量不足；④进食过多高脂、高糖食物；⑤长期排便不畅，饮水不足；⑥气候变化，特别是骤冷骤热；⑦工作环境、生活环境的突然改变。

因此，人体可通过自身的调节机制来稳定血糖的水平，从而避

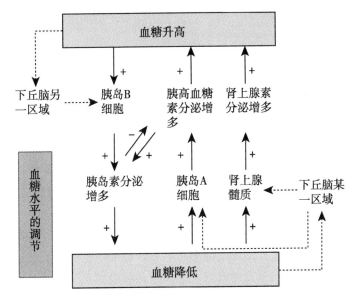

图 2-2　血糖水平的调节

免体内血糖波动过大进而导致身体各组织功能的受损。血糖水平的调节是生命活动调节的重要组成部分，是保持内环境稳态的重要条件，其主要依靠激素调节和神经调节来实现。其中以激素调节更为重要，主要调节激素包括降低血糖的胰岛素和升高血糖的胰高血糖素、糖皮质激素、生长激素以及肾上腺素。

1. 胰岛素　是体内唯一降低血糖水平的激素，它不能直接发挥作用，必须和所要结合的细胞膜上的胰岛素受体紧密结合后，才能产生生理效应。其作用机制有：①促进葡萄糖转运进入肝细胞、肌细胞、脂肪细胞及其他组织细胞；②加速糖原合成，抑制糖原分解；③加快糖的有氧氧化；④抑制肝内糖异生；⑤减少脂肪动员。

2. 胰高血糖素　是体内升高血糖水平的主要激素。其作用机制有：①促进肝糖原分解，抑制糖原合成；②抑制酵解途径，促进糖异生；③促进脂肪动员。

3. 糖皮质激素　可引起血糖升高、肝糖原增加。其作用机制有：①促进肌肉蛋白质分解，分解产生的氨基酸转移到肝进行糖异生；②抑制肝外组织摄取和利用葡萄糖，抑制点为丙酮酸的氧化脱羧；③在糖皮质激素存在时，其他促进脂肪动员的激素才能发挥最大的效果，间接抑制周围组织摄取葡萄糖。

4. 肾上腺素　是强有力的升高血糖的激素，主要在应激状态下发挥作用。其作用机制主要是通过肝和肌肉的细胞膜受体、cAMP、蛋白激酶级联激活磷酸化酶，加速糖原分解。

5. 生长激素　主要通过刺激糖异生来升高血糖。

当血液中的血糖水平上升时，会刺激体内胰岛素释放以降低血糖；当血糖水平下降时，则会引起体内胰高血糖素、糖皮质激素及肾上腺素的释放以升高血糖。正因为激素调节机制的存在，使体内血糖水平总能保持在正常范围内。

此外，神经调节对血糖水平的调节也起着一定作用。当血糖水平下降到一定程度并出现饥饿感时，可以通过中枢神经系统反射来提高食欲，以增加进食并索取能量；进食后血糖水平上升到一定程度时，大脑又会发出指令使食欲减退，从而减少进食以避免血糖过度升高，并最终达到维持血糖水平动态平衡的效果。

五、血糖水平的异常

在血糖调节机制出现失代偿后，机体会出现血糖水平的异常，主要包括低血糖和高血糖两种情况。低血糖是指空腹血糖浓度低于 3.9mmol/L；而高血糖是指空腹血糖浓度高于 6.0mmol/L，或餐后血糖（随机血糖）浓度高于 7.8mmol/L。当血糖浓度超过肾小管的重吸收能力时，则出现糖尿。

低血糖主要见于以下六种情况：①胰性因素，如胰岛 B 细胞功能亢进、胰岛 A 细胞功能低下等；②肝性因素，如肝癌、糖原积累病等；③内分泌异常，如垂体功能低下、肾上腺皮质功能低下等；④肿瘤因素，如胃癌等；⑤饥饿或不能进食；⑥过量服用降糖药物，尤其多见于胰岛素或磺脲类药物治疗的糖尿病患者。

高血糖及糖尿主要见于以下三种情况：①持续性高血糖和糖尿，主要见于 1 型（胰岛素依赖型）及 2 型（非胰岛素依赖型）糖尿病；②血糖正常而出现糖尿，见于慢性肾炎、肾病综合征等引起肾小管对糖的吸收障碍；③生理性高血糖和糖尿可因疾病应激及情绪激动而出现。

正常人体内存在一套精细的调节糖代谢的机制，在一次性食入大量葡萄糖后，血糖水平不会出现大的波动和持续升高。这种调节能力可通过检测人体对摄入葡萄糖的耐受能力即葡萄糖耐量来评估。临床上通常通过口服糖耐量试验的方法来了解患者是否存在糖耐量异常。其方法具体为：被试者清晨空腹静脉采血测定血糖浓度，然后一次服用75g无水葡萄糖，服糖后的1/2、1、2小时（必要时可在3小时）各测血糖一次。以测定血糖的时间为横坐标（空腹时为0小时），血糖浓度为纵坐标，绘制糖耐量曲线。正常人在服糖后1/2~1小时血糖达到高峰，然后逐渐降低，一般在2小时左右恢复正常；而糖耐量异常患者的空腹血糖高于正常值，在服糖后血糖水平急剧升高，2小时后仍可高于正常值。

六、血糖与脑代谢的关系

脑是人体最重要的器官之一，在全身各器官组织当中，以脑组织的代谢最为旺盛，血供最为丰富。由于脑组织本身不能合成糖原，几乎没有能量储备，其能量来源主要依赖于葡萄糖的有氧代谢，因此在正常成人个体，只占全身体重2%~3%的脑组织所消耗的葡萄糖量高达全身所消耗的葡萄糖总量的25%[1]。提供充足的葡萄糖是维持正常脑代谢的必备条件。由于大脑中的血糖水平远低于周围循环，约为60%，故当发生低血糖时，全身器官组织当中反应最快、最敏感的无疑是脑组织[2]。低血糖可引起中枢神经系统损害的任何一种症状和体征表现，容易被误诊为脑血管意外、脑炎等颅内器质性疾病。一次低血糖的害处可抵消终身良好控制高血糖所带来的所有获益。较长时间的低血糖对脑组织的损害是严重且不可逆的，应尽量避免其发生。然而，那是否意味着血糖越高，对脑组织就越有利呢？事实并非如此。大量的研究表明，高血糖不但没有对脑组织起到保护作用，反而会引起中枢神经系统病变的发生。因此，正确认识高血糖并保持血糖的稳定对于维持脑的正常能量供应十分重要。

第二节 高血糖的病因、流行病学及分类方法

一、高血糖的病因

高血糖的发病原因至今尚不完全清楚。多数学者认为，糖耐量异常甚至糖尿病是一个在多种病因共同作用下形成的临床综合征。其发病原因主要包括以下六方面因素。

1. 遗传 糖尿病具有家族遗传易感性，这提示高血糖与遗传有一定关系。

2. 肥胖 这与糖尿病尤其是2型糖尿病的发病密切相关，特别是腹型肥胖者，更容易伴随高胰岛素血症，使胰岛素受体的敏感性下降，引起胰岛素抵抗，进而促进胰岛B细胞分泌和释放更多胰岛素，导致胰岛B细胞功能严重缺陷和糖尿病的发生。

3. 缺乏运动 是糖尿病发病的另一重要原因。适当的体力劳动或运动可减轻体重，增加组织对胰岛素的敏感性，减少胰岛素抵抗，降低糖尿病的发病率。

4. 饮食结构失衡 人们过多摄取高热量、高脂肪食物后容易造成体内脂肪储积引发肥胖，从而增加患糖尿病的概率。

5. 精神过分紧张 由于精神过分紧张容易引起某些有升高血糖或对抗胰岛素作用的激素的过多分泌，长期大量分泌这些激素可造成内分泌代谢调节紊乱，导致糖尿病的发生。

6. 其他因素 如自身免疫、病毒感染、化学物质和药物等环境因素以及妊娠等均可通过各种机制诱发糖尿病的发生。

综上所述，尽管糖尿病的病因十分复杂，但归根到底是在于：①胰岛素绝对缺乏；②胰岛素相对不足；③胰岛素抵抗。因此，当胰岛B细胞被自身免疫作用或化学物质及药物等破坏后，会出现胰岛素合成及分泌绝对缺乏，导致1型糖尿病的发生；当胰岛素基因突变、胰岛素原结构发生变化及血液中抗胰岛素的物质增加等，可引起胰岛素的相对不足，导致2型糖尿病的发生；此外，当胰岛素受体数量减少或受体与胰岛素亲和力降低以及受体出现功能缺陷时，会使体内发生胰岛素抵抗，同样可导致2型糖尿病的发生。

二、高血糖的流行病学

目前，全球糖尿病患者总数已逐渐接近 3 亿这一惊人数字。据世界卫生组织的有关资料研究表明，在 20 世纪 80 年代中期，糖尿病患者总数在 3000 万人左右，至 90 年代中期，其人数已增长 4 倍，达到 1.2 亿人。以此速度推算，预计到 2012 年全球糖尿病患者总数将达到近 4 亿，年平均增长率约 10％。

中国是当今世界上糖尿病患病人数最多的国家之一。其主要原因与人口多、基数大及发病率高有关。最近 20 年是中国糖尿病患者数量飞速增长的时期。中国成年居民中的糖尿病患病率已接近 10％，总量已达 4000 万～5000 万。我国改革开放刚刚开始的 1978 年，我国居民糖尿病患病率仅为 0.6％左右，之后的 10 年当中，其患病率一直处于缓慢增长阶段，至 1990 年每百人中约有 1 名糖尿病患者，全国糖尿病患者总数达 1440 万人；自 20 世纪 90 年代以来，我国经济发展进入快速增长时期，居民糖尿病患病率也处于急剧上升阶段，至 2000 年总患病率已达到 2.4％，全国糖尿病患者总数已达近 3100 万人。而截止到 2010 年，全国已有 4300 万人患有糖尿病，仅次于印度，位居世界第二（图 2 - 3）。2010 年一项覆盖全国 31 个省（区、市）的抽样调查结果显示，我国 18 岁及以上常住居民糖尿病患病率达 9.7％，糖尿病前期患病率达 16.2％，即 2010 年我国 18 岁及以上城乡居民中约有 1/4 存在糖代谢异常。

在糖尿病死亡率方面，调查显示女性糖尿病患者的死亡率明显高于男性。近 10 年来的调查统计显示，糖尿病患病率高低无明显性别差异，但无论城乡患者，女性死亡率明显高于男性。2000 年，我国城市居民糖尿病死亡率男女性别比为 1∶1.6，农村居民糖尿病死亡率男女性别比为 1∶1.7。

有关糖尿病诊疗方面的卫生部调查报告显示，在中国每天有 3000 名新诊断的糖尿病患者，而每年则有 120 万新诊断的糖尿病患者。尽管这一数字相当惊人，但实际上我国糖尿病患者中却只有 30％的人被发现，也就是说还不到 1/3 的患者得到确诊，而另有超过 2/3 的患者实际已经被糖尿病缠身却不自知或没有被发现，而且据专家估计，在确诊的糖尿病患者中也只有40％左右的人能坚持服药治疗。由此可见，糖尿病和糖尿病前期在中国普通成年人群中高度流行。而且，中国人血糖升高是以餐后血糖升高为主，这与国人饮食结构以糖类为主有关。由于人口庞大，中国的糖尿病相关负荷有可能高于其他任何国家。更麻烦的是，我国糖尿病的诊断率及治疗率均远远不够。这些结果表明，在中国糖尿病已成为一个重要的公共卫生挑战，因此必须要采取全国性策略，以便在普通中国人群中预防、检出和治疗糖尿病。

中国是全球糖尿病的第二大国

国际糖尿病联盟（IDF）2010年数据显示：全球有34 400万糖尿病患者，47 200万糖耐量减低患者

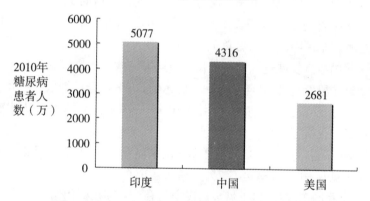

图 2-3　2010 年印度、中国和美国糖尿病患者人数

三、高血糖与糖尿病的分类方法

糖尿病前期是介于糖尿病和正常血糖之间的一种状态，主要包括糖耐量减低及空腹血糖升高。这一阶段被认为是糖尿病的必经阶段，是糖尿病的预警信号。糖耐量减低是指餐后血糖在 7.8～11.1mmol/L，而空腹血糖升高是指空腹血糖在 6.1～7.0mmol/L。

而在糖尿病的分类方面，1999 年世界卫生组织（WHO）对糖尿病的分类如下：

1. 1 型糖尿病（T1DM） 胰岛 B 细胞破坏，常导致胰岛素绝对缺乏。又分为免疫介导和特发性。

2. 2 型糖尿病（T2DM） 从以胰岛素抵抗为主伴胰岛素分泌不足到以胰岛素分泌不足为主伴胰岛素抵抗。

3. 其他特殊类型糖尿病

（1）胰岛 B 细胞功能的基因缺陷，包括青年人中的成年发病型糖尿病（MODY）、线粒体基因突变糖尿病及其他等；

（2）胰岛素作用的基因缺陷，包括 A 型胰岛素抵抗、妖精貌综合征、脂肪萎缩型糖尿病及其他；

（3）胰腺外分泌疾病，包括胰腺炎、胰腺切除、肿瘤、囊性纤维化病等；

（4）内分泌疾病，如肢端肥大症、甲状腺功能亢进、库欣综合征、嗜铬细胞瘤等引起的糖尿病；

（5）药物或化学因素引起的糖尿病，如糖皮质激素、甲状腺素、噻嗪类利尿药等；

（6）感染，如先天性风疹、巨细胞病毒等；

（7）不常见的免疫介导糖尿病，如僵人综合征、抗胰岛素受体抗体、胰岛素自身免疫综合征等；

（8）其他可能与糖尿病相关的遗传性综合征，如 Down 综合征、Turner 综合征等。

4. 妊娠期糖尿病。

第三节　高血糖与动脉粥样硬化的关系

高血糖与动脉粥样硬化关系密切，表现为糖尿病患者早期就会出现动脉粥样硬化，且病变的程度较为严重，预后更差。而出现动脉粥样硬化性疾病的患者有相当一部分会合并有不同程度的血糖调节功能损害。近年的研究提示，2 型糖尿病和动脉粥样硬化可能是同一个病理基础上平行发展的两种疾病，也就是具有共同的疾病发生的土壤，存在糖调节受损的患者动脉粥样硬化的严重程度会增加。它们的共同基础是慢性炎症引起的胰岛素抵抗。

一、高血糖参与动脉粥样硬化的形成

早期的高血糖会加快体内细胞代谢，使线粒体电子传递链出现超负荷工作，产生过量氧化应激产物，从而激活核转录因子 NF－κB 启动炎症过程。这一过程对全身各器官组织均产生不同程度的影响。当其发生在血管内皮细胞时，会诱发并促进血管内皮的炎症发生，从而启动动脉粥样硬化进程；当其发生在肌肉和脂肪组织时，会出现胰岛素抵抗，并通过直接和间接刺激胰岛素样生长因子，刺激血管中层平滑肌细胞和成纤维细胞脂质合成的增加，促进动脉粥样硬化的进展。此外，高血糖还通过抑制内皮细胞损伤后的修复并引起血管基底膜增厚和管腔变窄，加速动脉粥样硬化的进程[3]。

二、高血糖引起动脉粥样硬化的机制

近年来，针对高血糖引起动脉粥样硬化机制的研究相当多，大部分研究认为，高血糖主要通过多元醇旁路通路的激活、蛋白激酶C 的激活、晚期糖基化终末产物的形成以及己糖胺通路的激活四种途径引起血液流变学的改变及血管内皮细胞的炎症和损伤，进而导致动脉粥样硬化的发生。

1. 多元醇旁路通路的激活　在这一通路中，当血糖升高且超过糖原合成和葡萄糖氧化分解的能力时，部分细胞内的葡萄糖会进入多元醇旁路通路代谢并被还原生成山梨醇，在还原过程中大量的辅酶Ⅱ（NADPH）被消耗，而体内为了补充 NADPH 必须重新产生大量还原型谷胱甘肽，从而引起或加速细胞内氧化应激；同时，在多元醇旁路通路当中产生的山梨醇和果糖均会进一步破坏血管内皮细胞[4]。

2. 蛋白激酶C（PKC）第二信息系统的激活　当血糖升高时，二酯酰甘油的合成较前增加，并通过激活 PKC 继而激活细胞内一些转录因子（c-Fos，c-Jun），启动和增强细胞外基质信使核糖核酸的转录水平，使细胞外基质的合成增加；PKC 能刺激血管内皮细胞因子 von Willebrand 的生成，同时抑制一氧化氮（NO）的合成，增强内皮素-1的活性，提高内皮细胞的通透性，增加血浆或组织中纤溶酶原活化物抑制剂（PAI-1）的含量和活性，从而促进高血糖性血管病变的高凝、低纤溶、高血黏度的形成，有利于动脉粥样硬化的形成及持续存在[5]。

3.晚期糖基化终末产物（AGE）的形成 葡萄糖的代谢产物中乙二醛、3-脱氧葡萄糖醛酮和甲基乙二醛均为具有活性的二羰基化合物。在高血糖状态下，这些代谢产物产生增多，并作为AGE的前体分子与细胞内蛋白结合，最终使AGE的生成明显增多；其后大量的AGE被细胞上的相应AGE受体识别并结合，进而通过细胞内信号转导激活核因子NF-κB，促进炎症反应，加剧血管内皮功能受损[6]。

4.己糖胺途径的激活 长期高血糖可激活己糖胺途径，从而引起血管内皮舒张因子NO系统功能紊乱，抑制内皮型一氧化氮合酶的活性及增加内皮细胞超氧阴离子而抑制NO的产生，使NO大量减少，并增加缩血管物质的产生，使血管舒张功能受损，破坏血管内皮屏障，加速血管内皮细胞的炎症及损伤[7]。

除了以上机制外，高血糖还通过引起乳酸蓄积酸中毒、诱发脂质代谢紊乱及胰岛素抵抗等来参与动脉粥样硬化的进程。

三、高血糖导致动脉粥样硬化相关并发症的临床表现

糖尿病引起的大血管并发症属于慢性并发症，主要是由于长期高血糖导致大动脉粥样硬化闭塞所致。其主要包括以下三方面：

1.脑动脉粥样硬化 研究表明，糖尿病患者脑血管疾病的发病率是普通人群的2～5倍，其中以脑梗死最为常见。这部分患者出现脑血管疾病后临床症状往往较普通人群更为严重，容易导致明显的肢体及言语功能障碍甚至昏迷，危及生命，其致残率、死亡率和复发率均显著升高，预后更差，是最严重的并发症之一，因此有糖尿病是症状性颈动脉狭窄的等危症的说法。

2.冠状动脉粥样硬化 相当一部分的糖尿病患者同时合并心血管疾病，糖尿病患者发生心血管疾病的概率是健康人的3倍，主要以冠心病为主。这部分患者并发冠心病往往会出现多支冠脉主干

的粥样硬化、狭窄和闭塞，其危害程度远远高于健康人群，是影响患者生活质量及导致患者早亡的主要原因，所以说糖尿病是冠心病的等危症。

3. 下肢动脉粥样硬化　与正常人群相比较，糖尿病患者发生下肢动脉病变的可能性是前者的 5 倍以上。大部分患者会出现下肢动脉硬化甚至闭塞，从而导致下肢坏疽甚至需要截肢及危及生命，糖尿病下肢血管闭塞的患者需要截肢的概率是非糖尿病患者的 10 倍以上。这一大血管并发症是引起糖尿病患者肢体残废的主要原因。

此外，糖尿病还会引起全身性的广泛微血管病变，从而导致患者的微循环不同程度的异常并引起多脏器的功能障碍。其主要包括以下三个方面：

1. 糖尿病肾病　是糖尿病常见而难治的微血管病变。长期高血糖使得糖尿病患者肾微血管发生硬化，出现持续蛋白尿，同时可伴有低蛋白血症、高脂血症、水肿及血压增高，进一步发展至血液中尿素氮及肌酐升高，最终出现肾衰竭。由于糖尿病的发病率随年龄增长而明显上升，使得糖尿病肾病在老年糖尿病患者更为常见，也是糖尿病的主要死亡原因。

2. 糖尿病眼底视网膜病变　也是常见的糖尿病微血管病变之一。长期高血糖患者的视网膜会出现微血管瘤、棉絮状白斑、出血、硬性渗出、新生血管、纤维化、视网膜脱离等改变，可使视力发生障碍，继而导致失明。因此，应尽早预防及治疗这一并发症。

3. 糖尿病周围神经病变　这一微血管病变是由于滋养周围神经的血管广泛硬化，从而影响周围神经的营养和代谢，并产生不可逆的功能受损。糖尿病周围神经病变主要表现为手足感觉异常如冰凉、麻木、疼痛、灼热及腹泻、泌汗异常等，是最常见的糖尿病神经并发症之一。

由此可见，糖尿病可引起患者全身多系统、各部位大小血管床的广泛病变，即全身性血管病变。

第四节 高血糖的实验室检查、诊断及鉴别诊断

一、高血糖患者的实验室检查指标

1. 尿糖 正常人的肾糖阈在 8.9mmol/L 左右，尿糖受多种因素影响，仅尿糖阳性不能诊断糖尿病。非胰岛素依赖型糖尿病患者空腹尿糖往往为阴性，因此为了有效筛选糖尿病，排除假阴性的可能，建议应测餐后 3 小时尿糖。

2. 空腹血糖 是最常用的血糖检测指标。当体内胰岛素分泌能力不低于正常人的 25% 时，空腹血糖则不会明显升高，所以只有多次空腹血糖高于 7.0mmol/L 才可以诊断糖尿病；另外，空腹血糖在 6.0～7.0mmol/L 时属于空腹血糖升高（IFG），但空腹血糖正常不能排除糖尿病。

3. 餐后 2 小时血糖 一般作为糖尿病控制情况的监测指标。与空腹血糖相比，餐后 2 小时血糖既能体现血糖急性波动的特点，又能体现其慢性持续升高的特点，能更准确地反映出血糖的波动情况。只有多次餐后 2 小时血糖高于 11.1mmol/L 才可以诊断糖尿病；如果仅在 7.8～11.1mmol/L 时属于糖耐量减低（IGT），则应进行糖耐量检查以明确诊断。

4. 糖耐量试验 口服葡萄糖耐量法（OGTT）为确诊糖尿病的重要方法，目前常用的简易口服葡萄糖耐量法是在原来方法的基础上仅保留检测空腹血糖和负荷后 2 小时血糖。其最大特点在于摄入统一的葡萄糖后比较受试者的负荷后 2 小时血糖，为糖代谢异常的诊断提供了一种标准化方法。

5. 糖化血红蛋白（HbA1c）测定 是糖耐量检查的另一项重要指标，它的含量反映的是受试者最近 1～3 个月血糖的总体水平，其高低不受血糖暂时波动的影响，因此常被看做血糖控制的金指标，并被用于受试者的整体血糖评价，已广泛应用于诊断和治疗的监测。HbA1c 有利于区分应激性高血糖，但不能反映早期餐后高血糖及低血糖，亦不能反映血糖的波动。此外，HbA1c 水平的高低与糖尿病引起的大小血管并发症有一定关联。

6. 胰岛素释放试验 步骤与糖耐量试验相同,其主要目的是了解胰岛 B 细胞对葡萄糖负荷的反应能力。胰岛素依赖型糖尿病患者往往空腹胰岛素水平较低,在糖负荷后反应较弱,峰值的增大未超过空腹时的 2.5 倍。而非胰岛素依赖型糖尿病患者的空腹胰岛素水平一般正常甚至偏高,糖负荷后胰岛素峰值超过空腹时的 2.5 倍,但高峰往往延迟出现,多在 2 小时以后。胰岛素释放试验为临床医师制订有效的治疗方案提供了重要的依据。

二、糖尿病及糖尿病高危人群的诊断标准

2010 年美国糖尿病协会(ADA)提出糖尿病的诊断标准为:

1. 糖化血红蛋白≥6.5%;

2. 空腹血糖(FPG)≥7.0 mmol/L,空腹定义为至少 8 小时内无热量摄入;

3. 口服糖耐量试验时 2 小时血糖≥11.1 mmol/L;

4. 在伴有典型的高血糖或高血糖危象症状的患者,随机血糖≥11.1 mmol/L;

在无明确高血糖时,应通过重复检测前三点来证实。

糖尿病高危人群的诊断标准为:

1. 年龄≥45 岁;体重指数(BMI)≥24 者;以往有 IGT 或 IFG 者;或 HbA1C 位于 5.7%~6.5%;

2. 有糖尿病家族史者;

3. 有高密度脂蛋白胆固醇(HDL)低(<0.9mmol/L)和(或)三酰甘油(甘油三酯)高(>2.8mmol/L)者;

4. 有高血压(成人血压≥140/90mmHg)和(或)心脑血管病变者;

5. 年龄≥30 岁的妊娠妇女有妊娠糖尿病史者;曾有分娩巨大儿(≥4kg)者;有不能解释的滞产者;有多囊卵巢综合征的妇女;

6. 常年不参加体力活动;

7. 使用糖皮质激素、利尿剂等。

糖尿病高危人群应至少每年查 2 次胰岛功能(C 肽分泌试验),发现血糖升高时应早诊、早治。

三、糖尿病的鉴别诊断

要真正鉴别高血糖，必须要明确引起血糖升高的原因。首先需要排除进食大量甜食或饮食结构不合理所造成的短时血糖升高；其次要排除其他疾病、应激性因素等引起的血糖升高；最后在排除上述多种原因后再考虑是否存在糖尿病。

鉴别糖尿病的主要方法包括：

1. 非葡萄糖尿　如乳糖尿可见于孕妇及幼婴；果糖及戊糖尿可见于进食大量水果后。发现尿糖阳性时，应联系临床情况分析判断，不宜立即诊断为糖尿病。

2. 非糖尿病性葡萄糖尿

（1）饥饿性糖尿：极度饥饿后大量进食糖类食物，胰岛素不能及时分泌，引起糖尿。鉴别时注意饮食史、进食总量，查其空腹血糖常正常或偏低，必要时可连续 3 天每天给糖类食物 250g 以上后重复糖耐量试验。

（2）食后糖尿：可见于短时间摄食大量糖类食物后，血糖浓度升高暂时超过肾糖阈而发生糖尿，但这部分患者空腹血糖及糖耐量试验正常。

（3）肾性糖尿：由于肾小管再吸收糖的能力减低，肾糖阈低下，血糖虽正常而有糖尿，可见于肾炎、肾病患者，因肾小管再吸收功能损伤而发生肾性糖尿，应与糖尿病肾小球硬化症相鉴别。这部分患者同样是空腹血糖及糖耐量试验正常。此外，还可进行肾糖阈测定、肾小管最大葡萄糖吸收率测定等来鉴别。

（4）神经性糖尿：多见于脑卒中、脑肿瘤、颅脑外伤、窒息以及麻醉等情况，有时血糖呈暂时性过高伴糖尿，可动态观察血糖变化以鉴别。

3. 继发性糖尿病　胰腺炎、癌症、胰大部切除等患者常合并高血糖，应结合病史分析考虑。其他内分泌疾病均各有特征，鉴别时可结合病情分析。应激性高血糖或妊娠糖尿病应予定期复查空腹血糖及葡萄糖耐量试验来鉴别，一般于应激消失后 2 周或分娩后逐渐恢复。

第五节　血糖异常的处理

血糖的异常包括高血糖和低血糖两种情况，因为高血糖可对人体造成各种危害，所以一旦发现患者出现高血糖，应尽早采取合适的、有效的措施进行干预，以均衡控制血糖，减少长期高血糖引起的各种并发症。然而，在控制高血糖的过程中，由于各种原因会造成部分患者出现低血糖，低血糖的危害往往比高血糖更为严重，长时间的低血糖会造成患者不可逆的中枢神经系统损害甚至昏迷，因此低血糖应作为一种急症看待并马上处理。

一、高血糖的治疗

在高血糖的治疗过程中，长期坚持规范治疗的原则是最重要的。其治疗方法主要包括：控制饮食、坚持适量运动锻炼、合理用药。目前有关专家提倡膳食结构应该适当维持糖类比例、降低脂肪比例、控制蛋白质摄入比例，这一饮食结构对改善人体糖耐量有较好的疗效。

1. 营养治疗

（1）计算人体所需的总热量：根据患者性别、年龄、身高查表或通过简易计算公式［理想体重（kg）＝身高（cm）－105］获得其理想体重，然后根据理想体重和工作性质，参照原来的生活习惯等计算总热量。休息状态下成年人每日每公斤理想体重给予热量为25～30千卡，并根据体力劳动情况而定。孕妇、乳母、儿童、营养不良者或伴有消耗性疾病者可酌情增加；而体重过高者应酌情减少。

（2）计算各种营养物质的含量：糖类占总热量的50%～60%，建议以粗粮、面和一定量的杂粮为主，尽量避免葡萄糖、蔗糖、蜜糖及其制品；蛋白质含量一般不超过15%，伴有肾功能不全的患者应严格控制蛋白质的摄入；脂肪含量约为30%；胆固醇每天摄入量应控制在300mg以内。

（3）合理分配三餐热量：每克糖及蛋白质含4千卡热量，每克脂肪含 9 千卡热量，将热量换算成食品后制订食谱，根据生活习惯、病情和药物治疗进行安排。早、中、晚三餐热量分配可按 1:2:2 或 1:1:1。

2. 体育锻炼　适当的、合理的运动在糖尿病的治疗中相当重要，以有氧运动最佳。适量的体育锻炼可以降低体重、维持理想体重、增加心肺耐力、促进血液循环、增加肌肉及血管弹性，在提高胰岛素敏感性以控制血糖的同时，还有助于控制血压和降低血脂。

3. 口服降糖药治疗　目前口服降糖药物主要分为以下 5 大类。

(1) 磺脲类：主要包括格列本脲、格列吡嗪、格列齐特、格列喹酮及格列美脲等。其可直接刺激胰岛 B 细胞释放胰岛素，增强胰岛 B 细胞对刺激物的敏感性，增强靶细胞对胰岛素的敏感性以及抑制肝糖原异生及肝糖原分解，从而起到降糖作用。主要适应证为控制饮食、适当运动等治疗后血糖仍控制不佳的 2 型糖尿病患者。本品应在餐前半小时服用，对餐后血糖的降糖效果优于进餐时或餐后服药。

(2) 双胍类：主要有二甲双胍。其通过延缓葡萄糖经胃肠道的摄取，提高胰岛素的敏感性从而增加外周葡萄糖的利用，以及通过抑制肝、肾过度的糖原异生等机制来达到降糖效果。主要适应证为控制饮食和适当运动后血糖仍未被良好控制且体质量指数（BMI）大于 35 的 2 型糖尿病患者。本品可单独用药，也可与磺脲类或胰岛素合用，建议餐后立即服药或餐中服药。

(3) α-糖苷酶抑制剂：主要包括阿卡波糖、伏格列波糖及米格列醇等。其可使小肠上段的糖吸收功能被抑制，从而使糖的吸收仅在小肠的中、下段，故吸收面积减少，吸收时间后延，从而对降低餐后高血糖有益。主要适应证为 2 型糖尿病患者、肥胖超重者、高胰岛素血症者；应用磺脲类或双胍类口服降糖药疗效不满意，尤其是餐后血糖控制不佳时；1 型糖尿病患者作为胰岛素的辅助治疗用药。由于本品会干扰食物中双糖与复合糖类的分解，建议在进餐时与第一口食物嚼碎后服用。

(4) 胰岛素增敏剂：即噻唑烷二酮类，主要有罗格列酮和吡格列酮。其可增加肝、肌肉、脂肪组织对胰岛素的敏感性，提高胰岛素活性，从而达到降低血糖的作用。主要适应证为 2 型糖尿病。本品可在每天同一时间服药，服药时间与是否进餐无关。

（5）促胰岛素分泌剂：即苯甲酸衍生物，主要包括瑞格列奈、那格列奈。其主要作用在胰岛素分泌细胞的受体上，药物结合受体以后，能够达到促进分泌的作用。主要适应证为控制饮食、降低体重及适当运动仍不能有效控制血糖的 2 型糖尿病患者。其可与二甲双胍合用，与各自单独使用相比，二者合用对控制血糖有协同作用。本品可在人体最需要胰岛素时快速刺激其分泌，药效持续约 3 小时左右，造成低血糖风险较低，建议在进餐前或进餐时口服。

4. 胰岛素治疗　胰岛素是胰岛 B 细胞受内源性或外源性物质刺激后而分泌的一种蛋白质激素，是机体内唯一起到降低血糖作用的激素，同时它还起到促进糖原、脂肪、蛋白质合成的作用。外源性胰岛素主要用来治疗糖尿病，其经皮下和静脉注射后，先通过毛细血管和静脉系统回心脏，再经动脉系统到肝代谢后至全身各效应细胞发挥作用。与外源性胰岛素相比，体内胰岛素从胰岛 B 细胞分泌后直接经门静脉系统到肝代谢，经下腔静脉回心脏，再经动脉系统到全身各效应细胞发挥作用。由此看来，由于外源性胰岛素在外周血管滞留时间较长，故不能完全模仿生理性的胰岛素分泌。

一般情况下，胰岛素均应采用皮下注射给药。现在广泛采用特殊的胰岛素注射器（此注射器的刻度为 1 格 1 个单位）、笔式注射器和胰岛素输注泵。只有正确使用胰岛素才能真正有效降低血糖。因此，充分了解胰岛素的各种使用方法是至关重要的。

（1）补充治疗：当口服降糖药后，空腹血糖仍高，尤其是当药物在夜间作用减弱或有黎明现象时，可采用胰岛素补充治疗。这种情况应在睡前使用中效胰岛素，其最大降糖效果出现在注射后 8 小时，晚上 10 时注射后可抵消在早上 6 时至 9 时逐渐增加的胰岛素抵抗；且最低血糖常出现在早上 7 时，此时患者往往已醒，易于监测血糖及发现低血糖。其具体用药方法是：在继续使用口服降糖药物的基础上，在晚上 10 时皮下注射中效胰岛素，开始剂量为每公斤体重 0.2U，3 日后根据血糖调整剂量，每次调整量在 2～4U，空腹血糖应控制在 4～8mmol/L。

（2）替代治疗：当外源性胰岛素用量接近生理剂量时，可改用替代治疗。一般可采用三次注射疗法，在此基础上还有四次注射疗法、二次注射疗法及五次注射疗法。

①三次注射疗法：主要用于 1 型糖尿病尚存部分胰岛功能或 2 型糖尿病有条件自我监测血糖的患者。一般从小剂量开始，于三餐前 30 分钟皮下注射短效胰岛素或在进餐时注射超短效胰岛素；也可在早、中餐前注射短效胰岛素，晚餐前注射短效胰岛素加少量中效胰岛素（或长效胰岛素）。三次注射疗法比较接近生理性胰岛素分泌情况，且易于调整胰岛素剂量，是临床常用的治疗方法。应注意的是，如果晚餐前的中效胰岛素用量偏小时，空腹血糖控制欠佳；用量过大时，夜间易出现低血糖。一日之内，一般早餐前所用的剂量最多，晚餐前次之，中餐前最少。每隔 2～4 天可根据餐后 2 小时血糖的情况来调整胰岛素用量。

②四次注射疗法：即在三次注射疗法的基础上，在睡前注射一次小剂量（4～8U）的中效胰岛素以控制空腹血糖。这也是目前临床常用的胰岛素治疗方案。其不足之处在于，中效胰岛素的降糖作用只维持 14～16 小时，对于基础胰岛素缺乏的患者在第二天下午到晚餐前这段时间会出现血糖控制不良的情况。

③二次注射疗法：在三次注射疗法的基础上，按早、午、晚餐前注射短效胰岛素的比例，选用混合胰岛素，如诺和灵 30R 或 50R 等控制血糖。其优势在于减少午餐前的胰岛素注射；但不足之处在于当早餐后 2 小时血糖控制后，午餐前易出现低血糖，而当晚餐前中效胰岛素过量时，前半夜可出现低血糖，当晚餐前中效胰岛素不足时，空腹血糖控制欠理想。

④五次注射疗法：在三餐前各注射短效胰岛素一次，另在早上 8 时及晚上 10 时各注射中效胰岛素一次。这是最符合生理模式的给药方法，但每日需注射五次，患者依从性往往欠佳，难以长期坚持。

值得提醒的是，在用胰岛素治疗前应停用口服降糖药，在用胰岛素后则可考虑加用二甲双胍、a-糖苷酶抑制剂和胰岛素增敏剂等，这样可减少胰岛素用量，且可达到更早、更好控制血糖的目的。

（3）强化胰岛素治疗：强化胰岛素治疗是指每日注射 3 次以上胰岛素，或用体外胰岛素泵每日多次监测血糖，根据血糖情况、饮食摄入量、预计运动量等来调整胰岛素剂量。其目标是用外源性胰岛素维持全天血糖接近正常水平。这样可明显减少糖尿病患者的微血管并发症，但发生低血糖的风险也相应增加。强化胰岛素治疗主要适用于 1 型糖尿病、妊娠糖尿病以及 2 型糖尿病用相对简单的胰岛素治疗方案不能达到目标的患者。对于年幼或高龄患者及糖尿病晚期的患者，应用强化治疗应十分慎重。

（4）小剂量胰岛素疗法：主要适用于非酮症高渗性昏迷、乳酸酸中毒和糖尿病酮症酸中毒等患者。可每小时每公斤体重给 0.1U 胰岛素控制血糖。在此浓度胰岛素作用下，既具有相当强的降血糖作用，又可以最大限度地抑制体内脂肪、蛋白分解及酮体生成。

（5）持续皮下胰岛素注射：即胰岛素泵治疗，其适用于持续高血糖且达标困难、血糖波动不易控制、需要在短时内降低血糖者以及妊娠妇女饮食治疗不能达标等情况。胰岛素泵是一种内装有短效或超短效胰岛素的微电脑动力装置，通过微电脑控制，胰岛素以基础量和餐前大剂量两种方式给予，模仿了正常人胰岛素的分泌，就像一个人工胰腺。目前胰岛素泵不能自动测定血糖并调节胰岛素剂量，需要医生事先决定好基础胰岛素需要量，持续输入体内，若因各种原因需调整胰岛素剂量时，则患者可自行手动调整。

二、低血糖的治疗

当患者特别是应用降糖药物的糖尿病患者出现以下症状时，需高度怀疑是否存在低血糖，并尽快完善血糖检测。最常见的症状为交感神经兴奋症状，主要包括出汗、饥饿感、眩晕、心悸以及全身颤抖、无力等；此外，还经常会出现中枢神经系统的表现，主要包括意识混乱、行为异常、视力障碍、木僵、偏瘫甚至昏迷、癫痫等。大部分低血糖发生时先有交感神经兴奋症状，但在老年人，特别是糖尿病病史较长者，常缺乏典型的交感神经兴奋症状，而以脑功能障碍为主要表现，还有相当一部分老年患者均为突然发病，表现为意识障碍或肢体瘫痪，对所有表现出神经系统症状和体征的患者均应常规检测血糖，若有糖尿病病史的患者更应首先测手指微机血糖以尽早发现低血糖。无论以哪一种临床症状为首发表现，血糖水平都有明显的个体差异。当患者低血糖诊断明确后，需尽早纠正低血糖，主要方法介绍如下。

1. 若表现为交感神经兴奋症状和早期中枢神经系统症状者，可马上给予口服葡萄糖或含葡萄糖食物，症状通常能够控制。胰岛素或磺脲药治疗的患者若出现低血糖反应，建议饮用一杯果汁或加3匙糖的糖水，甚至一杯牛奶亦可奏效。建议胰岛素治疗的患者随时携带糖果或含糖量丰富的食物，密切监测血糖变化。

2. 当症状严重或患者不能口服葡萄糖时，应静脉推注50％葡萄糖50～100ml，继而10％葡萄糖持续静滴。开始10％葡萄糖静滴几分钟后应用血糖仪监测血糖，以后要反复多次测血糖，调整静滴速率以维持正常血糖水平。必要时也可静脉推注胰高血糖素以纠正低血糖。

第六节　高血糖与缺血性脑卒中

目前脑血管病尤其是缺血性脑卒中已经成为全球第二位死亡原因。而卫生部的调查数据显示，至2010年脑血管病已经跃居为我国第一大杀手。由于高血糖是动脉粥样硬化发生、发展的重要因素，因此高血糖毫无疑问与脑梗死密切相关。

一、缺血性脑卒中患者大部分存在高血糖

缺血性脑卒中患者绝大部分合并高血糖，全球各国有关脑梗死与高血糖之间关系的调查研究证实了这一点。奥地利的一项急性卒中患者糖代谢异常的流行病学调查研究显示，约60％的急性卒中患者合并高血糖[8]；在美国，一项慢性卒中患者血糖异常的流行病学研究提示，有高达77％的慢性卒中患者合并高血糖[9]；日本的一项流行病学研究则发现，无糖尿病史的缺血性脑卒中患者约62.8％合并高血糖[10]。那我国急性期脑卒中患者合并高血糖的比例又是怎

么样呢？本书作者的相关研究表明，在广东佛山地区的急性脑血管疾病住院患者合并高血糖的比例高达 66%[11]（彩图 2-4）。

二、不进行 OGTT 易漏诊缺血性脑卒中合并高血糖

相关研究已证实，糖尿病患者在早期是以餐后血糖升高为主，空腹血糖往往不高。而且与西方国家相比，由于我国人口老龄化更为严重，并主要以糖类为主食，因此，我国患者出现餐后血糖升高为主的比例较高[12]。由此可见，仅检查空腹血糖容易漏诊高血糖，而行 OGTT 检查则更容易发现高血糖。美国的一项研究显示，卒中患者只检测空腹血糖而不进行 OGTT，将漏诊 50% 以上的高血糖患者，空腹血糖的敏感度仅为 OGTT 的 49%[13]；意大利的一项研究显示，不进行 OGTT 将漏诊 75% 以上的高血糖患者[14]；而在中国，我们进行的一项研究显示，若不进行 OGTT 而单纯检测空腹血糖将漏诊 89.1% 的糖尿病前期患者和 14.1% 的糖尿病患者[11]。所以，无糖尿病病史的缺血性脑卒中患者除了要检查空腹血糖外，还应该进行 OGTT 检查以避免合并高血糖的患者被漏诊和延误治疗。

三、缺血性脑卒中的发生、发展和预后与高血糖

1. 高血糖诱发脑卒中形成　上述多项研究已证实，糖代谢异常普遍存在于急性和慢性缺血性脑卒中的患者当中。在这些伴有糖代谢异常的脑卒中患者中，一部分患者既往就有糖尿病病史或糖代谢异常病史，另一部分患者属于新发糖尿病和糖调节异常，剩余部分则主要为应激性高血糖。然而，有研究针对急性期高血糖的所有脑卒中患者排除了应激性因素进入恢复期的患者进行糖耐量检测后发现，仍然有约 60%～80% 存在糖代谢异常，所以，脑卒中急性期血糖升高的主要原因并非单纯的应激反应，而是患者本身存在着糖调节异常[15]。那高血糖是否是引起缺血性脑卒中的重要危险因素之一呢？一系列相关流行病学研究证实，糖尿病是缺血性卒中的独立危险因素[16]，糖尿病患者的卒中发生率是正常人的 2～5倍[16-17]。对于糖代谢异常的患者来说，出现血糖持续升高的时间以

及长期血糖控制水平是缺血性脑卒中发生的决定要素。长期存在且控制欠佳的高血糖状态通过引起血液流变学异常、内皮细胞炎症、血脂代谢紊乱及胰岛素抵抗等机制诱发缺血性脑卒中的发生[18]。因此，与正常人群相比，存在糖代谢异常的人群缺血性脑卒中的发病率明显升高。

2. 高血糖促进脑卒中进展　有研究显示，与血糖正常的患者相比，同时合并高血糖的脑卒中患者临床表现更为危重，卒中后神经功能恢复更加缓慢，并且继发痴呆、感染、心肾功能不全的发生率更高[19]。Parsons 等[20]通过对 63 位急性脑卒中患者进行 PWI 及 DWI 序列核磁共振检查发现，血糖升高的患者脑梗死面积更大，能挽救的缺血半暗带更小，神经功能恢复更差。而 Matz 等[21]研究发现，与不伴糖代谢异常的脑卒中患者相比，合并高血糖的缺血性脑卒中患者急性期的卒中严重程度量表即 NIHSS（National Institutes of Health Stroke Scale）评分显著升高，神经功能恢复程度量表即 MRS（Modified Rankin Scale）评分较差的患者也显著增多。此外，Capes 等[22]进行的系统性回顾分析发现，与血糖正常的缺血性脑卒中患者相比，合并应激性高血糖的患者脑卒中后 1 个月内病死率升高至 3 倍之多，而引起神经功能障碍的发生率则升高至 1.4 倍。由此可见，存在糖代谢异常的缺血性脑卒中患者与糖代谢正常的患者相比，脑卒中后的近期死亡率和近期致残率显著升高。脑卒中后高血糖预示着缺血性脑卒中患者近期病死率和近期神经功能障碍发生率的增加，是脑卒中发展严重程度的决定因素之一。此外，大面积脑卒中患者的餐后血糖升高更明显，而且应激状态过后仍存在餐后高血糖状态。

3. 高血糖影响脑卒中恢复　一项国外相关研究对部分关于高血糖与缺血性脑卒中相关性的系统性回顾研究资料进行综合分析后发现，缺血性脑卒中后合并高血糖的发生率高达 36.3%～53.0%，并证实卒中后高血糖与预后不良密切相关，入院高血糖是脑卒中患者预后不良的独立危险因素[23]。这从而进一步提示我们，糖代谢异常是影响脑卒中患者预后的判断指标之一。还有学者提出，脑卒中后血糖异常出现得越早，持续时间越长，脑卒中的预后就越差，而起病后 48 小时内出现血糖明显升高（＞155mg/dl，8.6mmol/L）的患者预后特别差；严重的缺血性脑卒中患者大部分都合并存在高血糖状态，提示这部分患者的预后极差[24]。导致这种情况的原因可能是严重的缺血性脑卒中本身就会通过各种机制引起血糖升高，而高血糖状态也会反过来加快脑卒中的发展。与血糖正常的缺血性脑卒中患者相比，合并糖代谢异常的患者远期致残率和死亡率均显著升高[25]。

尽管入院高血糖对脑卒中预后不良的提示作用已经得到大家认可，但是入院高血糖的数值达到多高才具有提示作用则一直尚未达成共识。针对这一问题，Gentile 等人进行了一项相关研究，结果发现当入院血糖高于 7.2mmol/L 时，脑卒中患者的死亡率明显高于血糖低于 7.2mmol/L 的患者。而 Alvarez-Sabin 等[26]的研究提出，入院血糖高于 7.7mmol/L 是缺血性脑卒中起病 3 个月后预后不良的独立危险因素。因此，美国早在 2007 年缺血性脑卒中急性期治疗指南中建议，在卒中发病后 24 小时内血糖持续超过 7.8mmol/L 时，则提示预后不良。

此外，长期高血糖还会导致缺血性脑卒中的复发率大大提高。有报道指出，伴有糖尿病的脑卒中患者在发病后 1 个月以内约有 4.9% 出现再次脑卒中，而不伴糖尿病的脑卒中患者则只有 2.6%[27-28]。

总之，高血糖对缺血性脑卒中的发生、发展和预后的危害性均十分明显，有效控制脑卒中患者的高血糖，将有可能打破高血糖与脑卒中之间的恶性循环，从而降低脑卒中的发病率、致残率、死亡率和复发率。

四、缺血性脑卒中 NEW-TOAST 分型与高血糖

1. 缺血性脑卒中 NEW-TOAST 分型　由于不同类型的缺血性脑卒中与高血糖的关系截然不同，所以，为了更合理地分析缺血性脑卒中与高血糖的关系，人们通常采用国际上最被认可的缺血性脑卒中分型方法，即改良的类肝素药物治疗急性缺血性脑卒中试验（the Trial of ORG 10172 in Acute Stroke Treatment，TOAST）来

对患者进行分型，进而分析各亚型与血糖的关系。具体分型标准如下：

（1）动脉粥样硬化血栓形成（atherothrombosis，AT），指任一大小、任一部位梗死，有与梗死相关的颅内或颅外动脉粥样硬化证据或全身动脉粥样硬化证据；

（2）小动脉闭塞性卒中（small artery occlusion，SAO），患者临床及影像学表现有以下 3 项标准之一即可确诊：有典型的腔隙性脑梗死的临床表现，影像学检查有与临床症状相对应的最大直径小于 1.5cm 的脑卒中病灶；临床上有非典型的腔隙性脑梗死的症状，但影像学上未发现相对应的病灶；临床上具有非典型的腔隙性脑梗死的表现，而影像学检查后发现与临床症状相符的小于 1.5cm 的病灶；

（3）心源性脑栓塞（cardio-aortic embolism，CE），指包括多种可以产生心源性栓子的心脏疾病所引起的脑栓塞；

（4）其他原因所致的脑卒中（stroke of other determined etiology，SOE），临床上较为少见，如感染性、免疫性、非免疫血管病、高凝状态、血液病、遗传性血管病以及吸毒等所致的急性缺血性脑卒中；

（5）不明原因的脑卒中（stroke of undetermined etiology，SUE），这一类型患者经多方检查未能发现其病因。

与旧的 TOAST 分型相比[29-30]，2007 年韩国神经病学学者 Han 等提出了"NEW-TOAST 分型"，该分型除沿用原本的基本分型方法外，还引进了 AT 的概念，明确颈动脉斑块＞4mm 即可视为大动脉粥样硬化证据，其余分类不变。新分型以 AT 代替原来的大血管病变，使分型结果更加准确。

2. NEW-TOAST 分型各亚型与高血糖的关系　我们在 2008 年至 2009 年对 624 例急性缺血性脑卒中住院患者进行了 NEW-TOAST 分型，并进一步分析各亚型与高血糖的关系。结果提示，NEW-TOAST 分型各亚型与高血糖及 HbA1C 升高的关系均相当密切，尤其是 AT 和 SAO。糖调节受损的脑卒中患者主要表现为 AT，而糖尿病的脑卒中患者则主要表现为 SAO，而作为反映近期血糖控制情况的主要指标 HbA1C 在 NEW-TOAST 分型各亚型中异常比例与糖代谢异常比例基本一致。从中我们推测，糖调节受损合并缺血性脑卒中患者的发病机制可能以大动脉粥样硬化血栓形成为主，而糖尿病合并缺血性脑卒中患者的发病机制则可能以小血管闭塞为主，各亚型卒中后应激性血糖升高所占的比例不大。从而进一步提醒我们在糖调节受损早期，即糖尿病前期，高血糖主要损伤了大血管，而到了糖尿病期，患者则逐渐出现小血管的受损，脑卒中合并高血糖患者大部分是本来就存在糖代谢异常[31]。

因此，早期发现高危人群及缺血性脑卒中患者的高血糖并加以强化管理，将有可能显著减轻患者大小血管的损伤程度及更有效地预防缺血性脑卒中的发生。

五、脑卒中防治与血糖控制

1. 脑卒中一级预防与高血糖　迄今为止，国际上关于糖尿病患者脑卒中一级预防的大型临床研究相当多。其中具有代表性的是 ACCORD、ADVANCE 和 VADT 三大研究。这些研究的主要目的是观察积极控制血糖能否真正降低糖尿病患者的心脑血管疾病发病率。三项研究的结果均与预期结果相距甚远，结果提示将 HbA1C 控制在 7% 以下并没有明显降低心脑血管疾病的发生[32-34]。后来研究者进一步对三大研究进行对比发现，尽管这三项研究所采用的强化降糖方案不同，但其入选对象均为慢性糖尿病患者，病程从 8 年到 11.5 年不等。从而推断，之所以在这些研究当中积极降糖未能使心脑血管疾病发病率降低，其原因可能与他们开始干预的时间过晚，错过了最佳干预时间。针对这一问题，其后公布结果的 UKP-DS 研究的入选对象则是新发 2 型糖尿病患者，结果令人振奋，与常规治疗的患者相比，早期积极降糖的患者心脑血管疾病的发病率明显下降。此外，STOP - NIDDM 研究结果显示，对糖耐量减低患者给予阿卡波糖口服以早期控制血糖可明显减缓颈动脉内膜-中层厚度的增厚，从而提示在糖代谢异常的早期进行血糖控制可起到显著的血管保护作用[35]。令我们欣喜的是，更多相关的大型研究正在进行当中，结果将在不久的将来陆续公布，我们热切期待这些研究结果能为血糖控制与脑卒中一级预防方面带来新的发现。总之，积极控制血糖能有效降低糖代谢异常人群的脑卒中风险，是糖尿病患者脑卒中一级预防的重要手段之一。

2. 脑卒中急性期治疗与高血糖　目前已有研究发现[36]，入院高血糖患者在起病48小时内通过各种方法使血糖尽快恢复后，其死亡率较控制不良者显著下降，说明脑卒中急性期的血糖干预有利于脑卒中预后的改善，但这一发现的最终证实仍需依靠大规模临床研究来支持。由于高血糖会对脑卒中患者的预后带来严重的不良影响已被证实，人们普遍认为，积极干预高血糖对于急性缺血性脑卒中患者降低致残率和死亡率至关重要。可是，还有一个关键问题急需解决，血糖干预的时机和开始干预的血糖值应该怎样选择呢？针对这一问题，迄今为止国内外尚未达成统一意见。欧洲卒中组织2008年发表的《缺血性卒中和短暂性脑缺血发作的治疗指南》建议，处于脑卒中急性期的患者血糖超过10mmol/L时才开始干预[37]；中国卒中防治指南中则建议急性脑卒中患者血糖不应超过8.3mmol/L；相比之下，美国心脏学会和美国卒中学会2007年联合发布的《成人缺血性脑卒中早期治疗指南》则显得比较积极，其提出在卒中发病后24小时以内血糖持续超过7.8mmol/L时，提示患者预后差，此时应积极控制血糖[38]。

3. 脑卒中二级预防与高血糖　在脑卒中二级预防方面，至今还没有足够的证据证实控制血糖可以降低脑卒中患者的复发率。国外一项荟萃分析结果发现，有效控制血糖后缺血性脑卒中患者的复发率明显下降，提示严格的血糖管理可能在脑卒中的二级预防中起到重要作用[39]。国内一项研究表明，阿卡波糖可以有效改善急性脑梗死伴轻度高血糖患者的预后[40]。还有研究表明，阿卡波糖除了能有效降低血糖外，还能改善内皮功能和高凝状态，降低交感神经兴奋性，显著改善胰岛素功能，并通过控制血压、调节血脂等作用从多方面控制缺血性脑卒中的危险因素[41]。血糖管理在脑卒中二级预防当中的确切作用，需要更多的大型临床研究来提供更为充足的证据。

第七节　缺血性脑卒中的血糖管理

既然血糖控制在缺血性脑卒中的一级预防和二级预防中有着相当重要的作用，因此我们在综合评估个体的糖耐量情况后，针对存在糖代谢异常的患者，不论其是否曾经发生过脑卒中，都必须给予强化血糖管理以预防缺血性脑卒中的发生[42]。首先，有效的血糖管理必须建立在对患者整体情况全面了解的基础上，在临床工作中我们需要对患者的全身情况作一个评估，密切监测血糖的动态变化，并根据具体情况在给予基础治疗的同时严密控制血糖。其次，针对每一个独立的患者，我们应该提供个体化的治疗方案，对提示有预后不良的患者应尽早干预；并参考相关的检测指标判断其糖代谢情况，给予具有针对性的血糖控制方案。当然，缺血性脑卒中的发生并非只与高血糖有关，我们在强调控制血糖重要性的同时，还必须注意其他危险因素的综合控制，尽量使血糖、血压和血脂等多项指标同时达标，以减少患者脑卒中的发生和再发的机会[43]。

值得提醒的是，尽管强化血糖管理相当重要，但是针对长期高血糖的患者，血糖下降的速度不能太快，幅度不能太大[44]。血糖控制过度时会出现低血糖，从而导致机体的交感神经兴奋，进而诱发血管痉挛、内皮细胞损伤、血管活性物质释放等一系列的病理生理反应，有可能加重患者的病情或引起缺血性脑卒中的再发，甚至严重影响预后或导致患者死亡。因此，专家们建议在血糖管理的过程中适度地、缓慢地降低血糖，警惕过犹不及。然而，要真正有效地控制血糖，盲目地根据有限的临床经验去制订治疗方案是不科学的。制订具有代表性的血糖管理指南以指导临床工作中的血糖管理操作迫在眉睫。

2010年，国内相关领域的专家组通过深刻的讨论后制订出《缺血性卒中/TIA血糖管理的中国专家共识》[45]，为国内同行在处理缺血性脑卒中患者的高血糖方面提供了可靠的指导和坚实的依据。

一、卒中急性期高血糖的处理

国际及区域性学术组织尚未就脑卒中后高血糖的处理原则达成共识，不过均认为，无论何种形式的高血糖，均会加重脑卒中后缺血性脑损害，应给予胰岛素治疗。但血糖干预的具体时机和控制目标不尽一致。

有学者建议，遇到一个脑卒中患者可按以下步骤给予相应的血糖管理（图2-6）：①在急性期内，当其随机血糖＞10mmol/L时，马上给予胰岛素治疗并把血糖控制在＜8.3mmol/L；当其随机血糖≤10mmol/L时，给予定期监测血糖变化。②在急性期后，若患者有糖尿病病史，可给予生活方式干预及药物干预控制血糖。③在急性期后，若患者无糖尿病病史则应另日行OGTT试验以明确其糖耐量情况，对于糖尿病患者给予生活方式干预及药物干预；对于

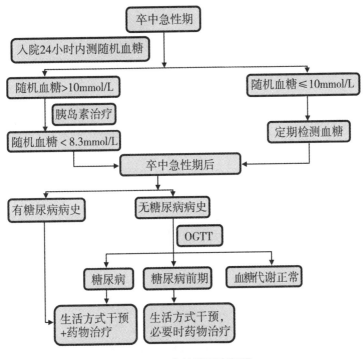

图2-6 血糖管理流程图

糖尿病前期患者给予生活方式干预，且必要时药物干预。

二、缺血性脑卒中恢复期的血糖管理原则

1. 早期、良好的血糖控制　缺血性脑卒中/TIA 二级预防的血糖管理原则是：在避免低血糖的前提下，使血糖控制到接近正常水平，以减少微血管并发症及大血管并发症。2007 年《中国 2 型糖尿病防治指南》推荐对于非妊娠期糖尿病患者，HbA1c 控制目标为＜6.5％。

在缺血性脑卒中/TIA 一级预防中，控制血糖能减缓高血糖相关动脉粥样硬化的发展，降低心脑血管事件的发生风险。DCCT 研究和 UKPDS 研究显示，早期强化血糖控制可显著减少心血管事件复合终点和全因死亡率。荟萃分析亦证实，阿卡波糖可使 2 型糖尿病患者任一心血管事件的发生率降低达 35％。

2. 血糖控制目标个体化，避免低血糖　对于糖尿病病史较长、有严重低血糖病史、预期寿命有限、已发生明显微血管或大血管并发症、并存多种疾病的患者，应采取相对宽松的降糖治疗策略与目标值。脑卒中患者的降糖治疗应根据患者的自身情况，制订个体化的治疗方案，避免低血糖的发生。

3. 多重危险因素综合干预　脑卒中患者存在糖代谢异常的同时，常合并多重危险因素，如高血压、高血脂等，需要进行综合治疗。UKPDS 研究和 STENO‐2 研究均证实，对 2 型糖尿病患者的多重危险因素进行全面强化干预可降低心脑血管事件的发生率及死亡率。

此外，脑卒中患者多为老年人，常存在多器官病变，在选择药物时，应考虑药物间相互作用，合理配伍。

综上所述，缺血性脑卒中/TIA 的血糖管理原则可采取"REACH"原则，其中 R 代表"多重危险因素管理（Risk factors management)"，重视脑卒中的多重危险因素如血糖、血压、血脂等的综合管理；E 代表"早期筛查（Early detection)"，脑卒中患者应及时进行血糖筛查尤其是 OGTT 检测；A 代表"全面血糖控制（All‐sides glucose control)"，应同时关注空腹血糖、餐后血糖

和 HbA1c；C 代表"合理配伍（Combination rationality）"，降糖、降压、降脂及抗血小板等药物之间无相互作用；H 代表"预防低血糖（Hypoglycemia prevention）"，脑卒中患者在高血糖干预的同时，须注意预防低血糖。

（张国华　张虹桥　章成国）

参考文献

1. Anthony L. McCall. Cerebral glucose metabolism in diabetes mellitus. European Journal of Pharmacology，2004，490：147－158.

2. Abi-Saab WM，Maggs DG，Jones T，et al. Striking differences in glucose and lactate levels between brain extracellular fluid and plasma in conscious human subjects：effects of hyperglycemia and hypoglycemia. J Cereb Blood Flow Metab，2002，22：271－279.

3. Michael Brownlee. The pathobiology of diabetic complications：a unifying mechanism. Diabetes，2005，54：1615－1625.

4. Oates PJ. Aldose reductase，still a compelling target for diabetic neuropathy. Curr Drug Targets，2008，9：14－36.

5. Talior I，Tennenbaum T，et al. PKC-dependent activation of oxidative stress in adipocytes of obese and insulin-resistant mice：role for NADPH oxidase. Am J Physiol Endocrinol Metab，2005，288：E405－E411.

6. Wautier MP，Chappey O，Corda S，et al. Activation of NADPH oxidase by AGE links oxidant stress to altered gene expression via RAGE. Am J Physiol Endocrinol Metab，2001，280：E685－E694.

7. Du XL，Edelstein D，Dimmeler S，et al. Hyperglycemia inhibits endothelial nitric oxide synthase activity by posttranslational modification at the Akt site. J Clin Invest，2001，108：1341－1348.

8. Matz K，Keresztes K，Tatschl C. Disorders of glucose metabo-

lism in acute stroke patients: an underrecognized problem. Diabetes Care, 2006, 29, 4: 792 - 797.

9. Ivey FM, Ryan As, Hafer-Macko CE. High prevalence of abnormal glucose metabolism and poor sensitivity of fasting plasma glucose in the chronic phase of stroke. Cerebrovasc Dis, 2006, 22 (5 - 6): 368 - 371.

10. Urabe T, Watada H, Okuma Y, et al. Prevalence of abnormal glucose metabolism and insulin resistance among subtypes of ischemic stroke in Japanese patients. Stroke, 2009, 40: 1289 - 1295.

11. 章成国, 曾桃伦, 张国华, 等. 佛山市急性脑血管病住院患者糖代谢异常调查. 中华神经科杂志, 2008, 41 (12): 824 - 827.

12. Jia WP, Pang C, Chen L, et al. Epidemiological characteristics of diabetes mellitus and impaired glucose regulation in a Chinese adult population: the Shanghai Diabetes Studies, a cross-sectional 3 - year follow-up study in Shanghai urban communities. Diabetologia, 2007, 50: 286 - 292.

13. Ivey FM, Ryan As, Hafer-Macko CE. High prevalence of abnormal glucose metabolism and poor sensitivity of fasting plasma glucose in the chronic phase of stroke. Cerebrovasc Dis, 2006, 22 (5 - 6): 368 - 371.

14. F. Vancheri, M. Curcio, A. Burgio, et al. Impaired glucose metabolism in patients with acute stroke and no previous diagnosis of diabetes mellitus. Q J Med, 2005, 98: 871 - 878.

15. Ivey FM, Ryan AS, Hafer-Macko CE, et al. High prevalence of abnormal glucose metabolism and poor sensitivity of fasting plasma glucose in the chronic phase of stroke. Cerebrovasc Dis, 2006, 22, 368 - 371.

16. Tuomilehto J, Rastenyte D, Jousilahti P, et al. Diabetes mellitus as a risk factor for death from stroke. Prospective study of the middle-aged Finnish population. Stroke, 1996, 27: 210 - 215.

17. Lehto S, Rönnemaa T, Pyörälä K, et al. Predictors of stroke

in middle-aged patients with non-insulin-dependent diabetes. Stroke, 1996, 27: 63 - 68.

18. Vinik AI, Erbas T, Park TS, et al. Platelet dysfunction in type 2 diabetes. Diabetes Care, 2001, 24: 1476 - 1485.

19. Luchsinger JA, Tang MX, Stern Y, et al. Diabetes mellitus and risk of Alzheimer's disease and dementia with stroke in a multiethnic cohort. Am J Epidemiology, 2001, 154: 635 - 641.

20. Parsons MW, Barber PA, Desmond PM, et al. Acute hyperglycemia adversely affects stroke outcome: a magnetic resonance imaging and spectroscopy study. Ann Neurol, 2002, 52 (1): 20 - 28.

21. Matz K, Keresztes K, Tatschl C, et al. Disorders of glucose metabolism in acute stroke patients: an underrecognized problem. Diabetes Care, 2006, 29: 792 - 797.

22. Capes SE, Hunt D, Malmberg K, et al. Stress hyperglycemia and prognosis of stroke in nondiabetic and diabetic patients: a systematic overview. Stroke, 2001, 32: 2426 - 2432.

23. Moulin T, Tatu L, Crépin-Leblond T, et al. The Besançon Stroke Registry: an acute stroke registry of 2500 consecutive patients. Eur Neurol, 1997, 38 (1): 10 - 20.

24. Blanca Fuentes, José Castillo, Belén San José, et al. The Prognostic Value of Capillary Glucose Levels in Acute Stroke: The GLycemia in Acute Stroke (GLIAS) Study. Stroke, 2009, 40: 562 - 568.

25. Nikolaos Kostulas, Ioanna Markaki, Helen Cansu, et al. Hyperglycaemia in acute ischaemic stroke is associated with an increased 5 - year mortality. Age and Ageing, 2009, 38: 590 - 594.

26. Alvarez-Sabín J, Molina CA, Montaner J, et al. Effects of admission hyperglycemia on stroke outcome in reperfused tissue plasminogen activator-treated patients. Stroke, 2003, 34 (5): 1235 - 1241.

第二章　高血糖与缺血性脑卒中

27. 章成国，李国德，黄淑云，等. 急性缺血性脑卒中梗死灶面积及餐后血糖的关系. 中国神经精神疾病杂志，2011，37（4）：234-236.

28. Han SW，Kim SH，Lee JY，et al. A new subtybe classification of ischemic stroke based on treatment and etiologic mechanism. Eur Neur，2007，57（2）：96-102.

29. 吴丽娥，刘铭，张月辉，等. 缺血性脑卒中 TOAST 病因分型和预后. 中华神经科杂志，2004，37（4）：292-295.

30. Hajat C，Coshall C，Rudd AG，et al. The inter and intraobserver reliabilities of a new classification system for ischaemic stroke：the South London Stroke Register. J Neurol Sci，2001，190：79-85.

31. 章成国，张国华，黄淑云. 急性缺血性脑卒中 NEW-TOAST 分型各亚型与血糖关系的临床研究. 中华神经科杂志，2011，44（10）：681-684.

32. The Action to Control Cardiovascular Risk in Diabetes Study Group. Effects of intensive glucose lowering in type 2 diabetes. N Engl J Med，2008，358：2545-2559.

33. The ADVANCE Collaborative Group. Intensive blood glucose control and vascular outcomes in patients with type 2 diabetes. N Engl J Med，2008，358：2560-2572.

34. Abraira C，Duckworth WC，Moritz T. Glycaemic separation and risk factor control in the Veterans Affairs Diabetes Trial：an interim report. Diabetes Obes Metab，2009，11：150-156.

35. Hanefeld M，Chiasson JL，Koehler C，et al. Acarbose Slows Progression of Intima-Media Thickness of the Carotid Arteries in Subjects with Impaired Glucose Tolerance R2. Stroke，2004，35：1073-1078.

36. Gentile NT，Seftchick MW，Huynh T，et al. Decreased mortality by normalizing blood glucose after acute ischemic stroke. Acad Emerg Med，2006，13（2）：174-180.

37. European Stroke Organisation (ESO) Executive Committee; ESO Writing Committee. Guidelines for management of ischaemic stroke and transient ischaemic attack 2008. Cerebrovasc Dis, 2008, 25 (5): 457 - 507.

38. Adams HP Jr, del Zoppo G, Alberts MJ, et al. Guidelines for the early management of adults with ischemic stroke: a guideline from the American Heart Association/American Stroke Association Stroke Council, Clinical Cardiology Council, Cardiovascular Radiology and Intervention Council, and the Atherosclerotic Peripheral Vascular Disease and Quality of Care Outcomes in Research Interdisciplinary Working Groups: The American Academy of Neurology affirms the value of this guideline as an educational tool for neurologists. Circulation, 2007, 115 (20): 478 - 534.

39. Stettler C, Allemann S, Jüni P. Glycemic control and macrovascular disease in types 1 and 2 diabetes mellitus: Meta-analysis of randomized trials. Am Heart J, 2006, 152 (1): 27 - 38.

40. 解旭东. 拜糖苹治疗对急性脑梗死伴轻度高血糖患者的预后影响. 实用心脑肺血管病杂志, 2004, 12: 20 - 23.

41. Hanefeld M, Cagatay M, Petrowitsch T, et al. Acarbose reduces the risk for myocardial infarction in type 2 diabetic patients: meta-analysis of seven long-term studies. Eur Heart J, 2004, 25: 10 - 16.

42. T. J. Quinn K. R. Lees. Hyperglycaemia in Acute Stroke - To Treat or Not to Treat. Cerebrovasc Dis, 2009, 27 (suppl 1): 148 - 155.

43. Michael T. McCormick, Keith W. Muir, Christopher S. Gray, et al. Management of Hyperglycemia in Acute Stroke: How, When, and for Whom? Stroke, 2008, 39: 2177 - 2185.

44. Renda Soylemez Wiener, Daniel C. Wiener, Robin J. Larson. Benefits and Risks of Tight Glucose Control in Critically Ill

Adults. JAMA, 2008, 300 (8): 933 - 944.

45. 缺血性卒中/短暂性脑缺血发作血糖管理的工作专家共识组.
缺血性卒中/短暂性脑缺血发作血糖管理的中国专家共识. 中
华内科杂志, 2010, 49 (4): 361 - 365.

缺血性脑卒中与五大危险因素

中国人群血脂水平和血脂异常患病率虽然尚低于多数西方国家，但随着社会经济的发展、人民生活水平的提高和生活方式的变化，我国血脂异常的患病率已明显升高。据资料显示 18 岁以上超重和肥胖者分别达到 2.5 亿和 7000 万，成人血脂异常患病率为 18.6%。防治血脂异常对延长寿命、提高生活质量具有重要意义。

第一节　血脂和脂蛋白概述

一、血脂、脂蛋白和载脂蛋白

血脂是血浆中的中性脂肪（三酰甘油和胆固醇）和类脂（磷脂、糖脂、固醇、类固醇）的总称。与临床密切相关的血脂主要是总胆固醇（total cholesterol，TC）和三酰甘油（triglyceride，TG），其他还有游离脂肪酸（free fatty acids，FFA）和磷脂等。在人体内胆固醇主要以游离胆固醇及胆固醇酯的形式存在。TG 是甘油分子中的三个羟基被脂肪酸酯化而形成。循环血液中的胆固醇和 TG 必须与特殊的蛋白质即载脂蛋白结合形成脂蛋白，才能被运输至组织进行代谢。

血浆脂蛋白是由蛋白质（载脂蛋白）和 TG、胆固醇、磷脂等组成的球形大分子复合物。应用超速离心方法可将血浆脂蛋白分为 5 大类：乳糜微粒（chylomicron，CM）、极低密度脂蛋白（very-low-density lipoprotein，VLDL）、中间密度脂蛋白（intermediate-density lipoprotein，IDL）、低密度脂蛋白（low-density lipoprotein，LDL）和高密度脂蛋白（high-density lipoprotein，HDL）。这 5 类脂蛋白的密度依次增加，而颗粒则依次变小。还有脂蛋白（a） [lipoprotein, Lp (a)]，其密度较 LDL 大，但其颗粒也较 LDL 大。各类脂蛋白上述 4 种成分的组成及其比例不同，因而其理化性质、代谢途径和生理功能也各有差异。各类脂蛋白的物理特性、主要成分、来源和功能各有差异（表 3－1)[1]。

载脂蛋白（apolipoprotein, Apo）是脂蛋白中的蛋白质，因其与脂质结合在血浆中转运脂类的功能而命名。已发现有 20 多种载脂蛋白。常用的分类法是 Alaupovic 提出的 ABC 分类法，按载脂蛋白的组成分为 ApoA、ApoB、ApoC、ApoD、ApoE。由于氨基酸组成的差异，每一型又可分若干亚型。例如，ApoA 可分为 A－Ⅰ、A－Ⅱ、A－Ⅵ；ApoB 可分为 B－48、B－100；ApoC 可分为 C－Ⅰ、C－Ⅱ、C－Ⅲ；ApoE 有 E－Ⅰ、E－Ⅲ等。载脂蛋白除了与脂质结合形成水溶性物质、成为转运脂类的载体以外，还可参与酶活动的调节以及参与脂蛋白与细胞膜受体的识别和结合反应。

二、脂蛋白的理化性质

1. 乳糜微粒（CM）　CM 是血液中颗粒最大的脂蛋白，含 TG 近 90%，因而其密度也最低。正常人空腹 12 小时后采血，血清中无 CM。餐后以及某些病理状态下，血液中含有大量的 CM 时，因其颗粒大能使光发生散射，血液外观混浊。将含有 CM 的血清放在 4℃ 静置过夜，CM 会漂浮到血清表面，状如奶油，此为检查有无 CM 存在的简便方法。

2. 极低密度脂蛋白（VLDL）　VLDL 由肝合成，其 TG 含量约占 55%，胆固醇含量为 20%，磷脂含量为 15%，蛋白质含量约为 10%。由于 CM 和 VLDL 中都是以含 TG 为主，所以将其统称为富含 TG 的脂蛋白。在没有 CM 存在的血清中，其 TG 的水平主要反映 VLDL 的多少。由于 VLDL 分子比 CM 小，空腹 12 小时的血清清亮透明。当空腹血清 TG 水平＞3.39mmol/L（300ms/d1）时，血清才呈乳状光泽直至混浊。

表 3 - 1　血浆脂蛋白的特性及功能

分类	水合密度(g/ml)	颗粒大小(nm)	主要脂质	主要载脂蛋白	来源	功能
CM	<0.950	80~500	TG	ApoB-48、ApoA-I、ApoA-II	小肠合成	将食物中的 TG 和胆固醇从小肠转运至其他组织
VLDL	<1.006	30~80	TG	ApoB-100、ApoE、ApoCs	肝合成	转运 TG 至肝外周组织，经脂酶水解后释放游离脂肪酸
IDL	1.006~1.019	27~30	TG，胆固醇	ApoB-100、ApoE	VLDL 中 TG 经脂酶水解后形成	属 LDL 前体、部分经肝摄取
LDL	1.019~1.063	20~27	胆固醇	ApoB-100	VLDL 和 IDL 中 TG 经脂酶水解后形成	胆固醇的主要载体，经 LDL 受体介导被外周组织利用、与冠心病直接相关
HDL	1.063~1.210	5~17	磷脂，胆固醇	ApoA-I、ApoA-II、ApoCs	肝和小肠合成，CM 和 VLDL 脂解后表面衍物衍生	促进胆固醇从外周组织移出、转运胆固醇至肝或其他组织再分布，HDL-C 与冠心病负相关
Lp (a)	1.050~1.120	26	胆固醇	ApoB-100、Lp (a)	肝合成后与 IDL 形成复合物	可能与冠心病相关

3. 低密度脂蛋白（LDL） LDL 由 VLDL 转化而来，LDL 颗粒中含胆固醇酯 40%、游离胆固醇 10%、TG 6%、磷脂 20%、蛋白质 24%，是血液中胆固醇含量最多的脂蛋白，故称为富含胆固醇的脂蛋白。血液中的胆固醇约 60%是在 LDL 内，单纯性高胆固醇血症时，血清胆固醇浓度的升高与血清 LDL-C 水平呈平行关系。由于 LDL 颗粒小，即使 LDL 的浓度很高，血清也不会混浊。LDL 中载脂蛋白 95%以上为 ApoB-100。根据颗粒大小和密度高低不同，可将 LDL 分为不同的亚组分。LDL 将胆固醇运送到外周组织。大多数 LDL 是由肝细胞和肝外的 LDL 受体进行分解代谢。

4. 高密度脂蛋白（HDL） HDL 主要由肝和小肠合成。HDL 是颗粒最小的脂蛋白，其中脂质和蛋白质部分几乎各占一半。HDL 中的载脂蛋白以 ApoA-Ⅰ为主。HDL 是一类异质性的脂蛋白，由于 HDL 颗粒中所含的脂质、载脂蛋白、酶和脂质转运蛋白的量和质均不相同，采用不同分离方法，可将 HDL 分为不同的亚组分。这些 HDL 亚组分在形状、密度、颗粒大小、电荷和抗动脉粥样硬化特性等方面均不相同。HDL 将胆固醇从周围组织（包括动脉粥样硬化斑块）转运到肝进行再循环或以胆酸的形式排泄，此过程称为胆固醇逆转运。

5. 脂蛋白 a [Lp（a）] Lp（a）是利用免疫方法发现的一类特殊的脂蛋白。Lp（a）的脂质成分类似于 LDL，但其所含的载脂蛋白部分除一分子 ApoB-100 外，还含有另一分子 Apo（a）。有关 Lp（a）合成和分解代谢的机制目前报道较少。

三、脂蛋白的代谢

人体脂蛋白有两条代谢途径：外源性代谢途径，指饮食摄入的胆固醇和 TG 在小肠中合成 CM 及其代谢过程；内源性代谢途径，是指由肝合成的 VLDL 转变成 IDL 和 LDL，以及 LDL 被肝或其他器官代谢的过程。此外，还有一个胆固醇逆转运途径，即 HDL 的代谢。

1. 乳糜微粒（CM） 颗粒最大，密度最小，富含 TG，但 Apo 比例最小。CM 的主要功能是把外源性 TG 运送到体内肝外组织。

由于 CM 颗粒大，不能进入动脉壁内，一般不引起动脉粥样硬化，但易诱发急性胰腺炎；CM 残粒可被巨噬细胞表面受体所识别而摄取，可能与动脉粥样硬化有关。

2. 极低密度脂蛋白（VLDL） 颗粒比 CM 小，密度约为 1，也富含 TG，但所含胆固醇、磷脂和 Apo 比例增大。VLDL 的主要功能是把内源性 TG 运送到体内肝外组织，也向外周组织间接或直接提供胆固醇。目前多认为 VLDL 水平升高是冠心病的危险因素。

3. 低密度脂蛋白（LDL） 颗粒比 VLDL 小，密度比 VLDL 高，胆固醇所占比例特别大，ApoB - 100 占其 Apo 含量的 95%。LDL 的主要功能是将胆固醇转运到肝外组织，为导致动脉粥样硬化的重要脂蛋白。经过氧化或其他化学修饰后，具有更强的致动脉粥样硬化作用。LDL 为异质性颗粒，其中 LDL_3 为小而致密的 LDL（sLDL）。由于小颗粒 LDL 容易进入动脉壁内，且更容易被氧化、修饰，所以具有更强的致动脉粥样硬化作用。

4. 高密度脂蛋白（HDL） 颗粒最小，密度最高，蛋白质和脂肪含量约各占一半，载脂蛋白以 ApoA - Ⅰ 和 ApoA - Ⅱ 为主。HDL 的生理功能是将外周组织包括动脉壁在内的胆固醇转运到肝进行代谢，这一过程称为胆固醇的逆转运，可能是 HDL 抗动脉粥样硬化作用的主要机制。

四、血脂及其代谢

1. 胆固醇及其代谢 食物中的胆固醇（外源性）主要为游离胆固醇，在小肠腔内与磷脂、胆酸结合成微粒，在肠黏膜吸收后与长链脂肪酸结合形成胆固醇酯。大部分胆固醇酯形成 CM，少量组成 VLDL，经淋巴系统进入体循环。内源性胆固醇在肝和小肠黏膜由乙酸合成而来，糖类、氨基酸、脂肪酸代谢产生的乙酰辅酶 A 是合成胆固醇的基质，合成过程受 3 -羟基- 3 -甲基戊二酰辅酶 A（HMG - CoA）还原酶催化。循环中胆固醇的去路包括构成细胞膜，生成类固醇激素、维生素 D、胆酸盐，储存于组织等。未被吸收的胆固醇在小肠下段转化为类固醇随粪便排出。排入肠腔的胆固醇和胆酸盐可再吸收，经肝肠循环回收肝再利用。

2. 三酰甘油及其代谢　外源性 TG 来自食物，消化、吸收后成为乳糜微粒的主要成分。内源性 TG 主要由小肠（利用吸收的脂肪酸）和肝（利用乙酸和脂肪酸）合成，构成脂蛋白（主要是 VLDL）后进入血浆。血浆中的 TG 是机体恒定的能量来源，它在脂蛋白酯酶（lipoprotein lipase，LPL）作用下分解为游离脂肪酸（FFA）供肌细胞氧化或储存于脂肪组织。脂肪组织中的脂肪又可被脂肪酶水解为 FFA 和甘油，进入循环后供其他组织利用。

第二节　血脂异常的病因、流行病学及分类方法

一、血脂异常的病因

血脂异常（dyslipidemia）指血浆中脂质量和质的异常。由于脂质不溶或微溶于水，在血浆中必须与蛋白质结合以脂蛋白的形式存在，因此血脂异常实际上表现为脂蛋白异常血症（dyslipoproteinemia）。血脂异常少数为全身性疾病所致（继发性），多数是遗传缺陷与环境因素相互作用的结果（原发性）。血脂异常可作为代谢综合征的组分之一，与多种疾病如肥胖症、2 型糖尿病、高血压、冠心病、脑卒中等密切相关。长期血脂异常可导致动脉粥样硬化，增加心脑血管病的发病率和死亡率。

二、血脂异常的流行病学

随着生活水平的提高和生活方式的改变，我国居民血脂异常的患病率已明显升高。据报道，我国成人血脂异常患病率为 18.6%，估计患病人数为 2.0 亿人。防治血脂异常对延长寿命、提高生活质量具有重要意义。据国内章成国[2]等（2007 年）的研究结果显示：血 TC、TG 和 LDL 水平在男女均随年龄增加而增高，女性的升高尤为明显。女性在 50 岁和 50 岁以下，血 TC、TG 和 LDL 低于或相近于同年龄组男性患者的水平；女性在 50 岁以上，血 TC、TG 和 LDL-C 水平明显高于同年龄组男性患者；HDL 水平一般男性低于女性；血脂水平随年龄增加而逐渐增高，50 岁以上女性血脂水平明显高于男性血脂水平的变化特征；血脂代谢异常患病率亦随着

年代的推移呈逐步上升趋势。这些分布特点表明血脂异常的防治应以城市和富裕农村、中年男性和更年期以后女性为重点。

脂蛋白代谢过程极为复杂，不论何种病因，若引起脂质来源、脂蛋白合成、代谢过程关键酶异常或降解过程受体通路障碍等，均可能导致血脂异常。

三、血脂异常的分类

血脂异常的分类较为复杂，主要有三种分类方法[3-4]：

1. 病因分类　分为原发性或继发性血脂异常。

（1）原发性血脂异常：家族性脂蛋白异常血症是由于基因缺陷所致。某些突变基因已经阐明，如家族性 LPL 缺乏症和家族性 ApoC-Ⅱ缺乏症是因为 CM、VLDL 降解障碍引起Ⅰ型或Ⅴ型脂蛋白异常血症；家族性高胆固醇血症由于 LDL 受体缺陷影响 LDL 的分解代谢，家族性 ApoB-100 缺陷症由于 LDL 结构异常影响与 LDL 受体的结合，二者主要表现为Ⅱa 型脂蛋白异常血症等。

大多数原发性血脂异常原因不明，呈散发性，认为是由多个基因与环境因素综合作用的结果。临床上血脂异常多与肥胖症、高血压、冠心病、糖耐量异常或糖尿病等疾病同时发生，并伴有高胰岛素血症，这些被认为均与胰岛素抵抗有关，称为代谢综合征。血脂异常可能参与上述疾病的发病，至少是其危险因素，或与上述疾病有共同的遗传或环境发病基础。有关的环境因素包括不良的饮食习惯、体力活动不足、肥胖、年龄增加以及吸烟、酗酒等。

（2）继发性血脂异常：①全身系统性疾病：如糖尿病、甲状腺功能减退症、库欣综合征（cushing syndrome）、肝肾疾病、系统性红斑狼疮、骨髓瘤等可引起继发性血脂异常。②药物：如噻嗪类利尿剂、β受体阻断剂等。长期大量使用糖皮质激素可促进脂肪分解、血浆 TC 和 TG 水平升高。

2. 表型分类　世界卫生组织（WHO）制订了高脂蛋白血症分型，共分为 6 型，即Ⅰ、Ⅱa、Ⅱb、Ⅲ、Ⅳ和Ⅴ型。这种分型方法对指导临床诊断和治疗高脂血症有很大的帮助，但也存在不足之处，其最明显的缺点是过于繁杂。从实用角度出发，血脂异常可进行简易的临床分型（表3-2）。

表3-2　血脂异常的临床分型

分型	TC	TG	HDL-C	相当于 WHO 表型
高胆固醇血症	增高			Ⅱa
高甘油三酯血症		增高		Ⅳ、Ⅰ
混合型高脂血症	增高	增高		Ⅱb、Ⅲ、Ⅳ、Ⅴ
低高密度脂蛋白血症			降低	

3. 基因分类　随着分子生物学的迅速发展，人们对高脂血症的认识已逐步深入到基因水平。已发现有相当一部分高脂血症患者存在单一或多个遗传基因的缺陷。由于基因缺陷所致的高脂血症多具有家族聚积性，有明显的遗传倾向，故临床上通常称为家族性高脂血症（表3-3）。

表3-3　家族性高脂血症血清中 TC、TG 浓度

疾病名称	血清 TC 浓度	血清 TG 浓度
家族性高胆固醇血症	中至重度升高	正常或轻度升高
家族性 ApoB 缺陷症	中至重度升高	正常或轻度升高
家族性混合型高脂血症	中度升高	中度升高
家族性异常 β 脂蛋白血症	中至重度升高	中至重度升高
多基因家族性高胆固醇血症	轻至中度升高	正常或轻度升高
家族性脂蛋白（a）血症	正常或升高	正常或升高
家族性高甘油三酯血症	正常	中至重度升高

第三节　高脂血症致动脉粥样硬化的发生机制

动脉粥样硬化（atherosclerosis，AS）是指在动脉及其分支的动脉壁内膜及内膜下有脂质沉着（主要是胆固醇及胆固醇脂），同

缺血性脑卒中与五大危险因素

时伴有中层平滑肌细胞移行至内膜下增生，使内膜增厚，形成黄色或灰黄色状如粥样物质的斑块。AS是危害人类健康的主要疾病之一，对心脑血管床有损害并可累及全身的各个器官血管床，已成为多种中老年常见病的基础病变。AS最常累及心、脑、肾及周围下肢动脉，且与糖尿病、高血压等疾病高度相关。AS是多种脑血管事件的病理基础，与颅内动脉瘤、慢性缺血性脑病的发生发展关系密切。

一、高脂血症与 AS 的关系

血脂异常引起 AS 的机制是目前研究的热点。现有研究证实，高胆固醇血症最主要的危害是易引起冠心病及其他动脉粥样硬化性疾病。以下领域的研究已证实高脂血症与 AS 间的关系：①动物实验。②人体动脉粥样硬化斑块的组织病理学研究。③临床上冠心病及其他动脉粥样硬化性疾病患者的血脂检测。④遗传性高胆固醇血症易早发冠心病。⑤流行病学研究中的发现。⑥大规模临床降脂治疗试验的结果。

二、高脂血症致 AS 的发病机制

1."脂质浸润学说" 有关 AS 发病机制的学说有很多，人们研究最早的是"脂质浸润学说"。动脉壁内皮损伤及脂质的沉积是目前公认的 AS 始动因素[5]。其基本过程如下：血管内皮细胞受某些因素如高血压、高脂血症等的刺激发生损伤后，发生功能改变和渗透性增高。血液中的脂质在内皮下沉积，随后单核细胞黏附在内皮细胞损伤处进入内皮下，吞噬脂质成为泡沫细胞，形成脂肪斑。血小板也逐渐聚集并黏附于内皮的损伤处。吞噬细胞、内皮细胞及黏附于内皮细胞损伤处的血小板释放生长因子，刺激平滑肌细胞进入内膜，增生并合成胶原纤维，脂肪斑演变成纤维斑块。此时脂质进一步沉积，沉积的脂质进一步加重吞噬细胞的黏附、血小板的聚集和炎性反应因子的释放。随着这一过程的发展，脂质不断沉积，多种炎性细胞逐渐浸润，纤维帽渐渐变薄，慢慢演变为不稳定斑块。以不稳定斑块的裂缝、糜烂或破裂为基础形成血栓，最终导致严重心脑血管损害[6-8]。上述过程各阶段的演变机制十分复杂且相互交织，人们对其的研究已有百余年的历史。

2. "氧化修饰蛋白学说"和"炎症学说" 高血脂作为 AS 的始动因素一直是相关研究的热点。流行病学资料[9]提示，血清胆固醇水平的升高与 AS 的发生呈正相关。随着对脂蛋白研究的深入，人们发现主要是 LDL-C 水平与 AS 的发生呈正相关，其机制是 LDL 可以通过 ApoB-100 与细胞外基质相互作用沉积在动脉内膜下形成粥样硬化斑块[10]。而 HDL 中的胆固醇是将胆固醇逆向运输至肝处理，可降低机体胆固醇水平，从而抵抗 AS 形成。进一步的研究显示 HDL 还具有抗氧化和抗炎作用。脂质被组织代谢过程中产生的氧自由基氧化形成氧化型低密度脂蛋白（oxidized Lowdensity lipoprotein，oxLDL），而 oxLDL 可以：①刺激平滑肌细胞表达基质金属蛋白酶（MMP）并促进细胞凋亡；②刺激单核细胞活化，形成吞噬细胞；分泌 MMP 及多种组织因子；③刺激内皮细胞上调多种生长因子、黏附分子及单胺氧化酶 2 的表达，减少内皮源性一氧化氮（eNO）的产生。oxLDL 被认为是引起炎性反应、形成 AS 的关键物质[10]。

3. 血管内皮细胞"损伤-反应学说" 正常血管内皮相对于血液成分是一个非黏附性屏障，它们不仅是覆盖在血管腔表面保护血管平滑肌细胞（smooth muscle cells，SMC）的屏障，而且是人体最大的内分泌、旁分泌、自分泌器官和效应器官，是一个十分活跃的代谢及内分泌库，还是许多心血管酶激活或失活的部位，几乎所有组织都受其影响和调节，是 AS 的第一道防线。内皮功能的损伤是发生 AS 的必备条件[11]，内皮细胞功能的损伤是 AS 形成早期的始动环节。而脂蛋白参与细胞黏附及诱导黏附分子表达，从而引起炎性反应细胞在内膜下的浸润，最终引起 AS。其中黏附因子，特别是血管细胞黏附分子-1 及细胞间黏附分子-1，是近几年一个颇值得探讨的新课题[12]。

此外，AS 还有"免疫-应答学说"、"血栓形成学说"等。至今，AS 的发病机制仍在进一步的探讨中，仍有许多问题需要我们去进一步探索。

第四节 高脂血症的临床表现

血脂异常可见于不同年龄、性别的人群，某些家族性血脂异常可发生于婴幼儿。血脂异常的临床表现主要包括：

一、黄色瘤、早发性角膜环和脂血症眼底改变

由于脂质局部沉积所引起，其中以黄色瘤较为常见。黄色瘤是一种异常的局限性皮肤隆起，颜色可为黄色、橘黄色或棕红色，多呈结节、斑块或丘疹形状，质地一般柔软，最常见的是眼睑周围扁平黄色瘤。早发性角膜环多发生于 40 岁以下人群，多伴有血脂异常。严重的高甘油三酯血症可产生脂血症眼底改变，是由于富含三酰甘油的大颗粒脂蛋白沉积在眼底小动脉上，引起光散射所致。大部分高脂血症都会导致动脉硬化。眼底改变和糖尿病类似，主要表现为眼底血管的色彩呈"番茄酱"样，此种眼底称为"脂血症性视网膜"。

二、全身动脉粥样硬化

高血脂是引起人类动脉粥样硬化性疾病的主要危险因素。常见的动脉粥样硬化性疾病有：冠心病（包括心肌梗死、心绞痛及猝死）、脑梗死以及周围血管血栓栓塞性疾病。这些心脑血管疾病的发病率高、危害大、病情进展凶险，其死亡率约占人类总死亡率的半数左右。

脂质在血管内皮沉积引起 AS，导致早发性和进展迅速的心脑血管和周围血管病变。血脂异常可作为代谢综合征的一部分，常与肥胖症、高血压、冠心病、糖耐量异常或糖尿病等疾病同时存在或先后发生。严重的高甘油三酯血症可引起急性胰腺炎，应予重视。多数血脂异常患者无任何症状和异常体征，常于常规血液生化检查时被发现。

三、肝功能受损

长期高血脂会导致脂肪肝，而肝动脉粥样硬化后使肝小叶损伤、结构发生变化，而后导致肝硬化，损害肝功能。

此外，高脂血症还可导致眼底出血、失明、周围血管疾病、跛行和高尿酸血症等。

第五节　高脂血症的实验室检查及诊断

血脂异常是通过实验室检查来发现、诊断及分型的。

一、实验室检查

测定空腹状态下（禁食 12～14 小时）血浆或血清 TC、TG、LDL-C 和 HDL-C 是最常用的实验室检查方法。TC 是所有脂蛋白中胆固醇的总和，TG 是所有脂蛋白中三酰甘油的总和。LDL-C 和 HDL-C 分别指 LDL 和 HDL 中的胆固醇含量。决定治疗前，至少有两次血脂检查的结果。

1. 超速离心技术　是脂蛋白异常血症分型的金标准，但所要求的仪器设备昂贵、技术操作复杂，一般临床实验室难以做到。

2. 脂蛋白电泳　将脂蛋白分为位于原点不移动的乳糜微粒、前 β、β 和 α 共 4 条脂蛋白区带，分别相当于超速离心法中的 CM、VLDL、IDL、LDL 以及 HDL。仅为半定量分析，结果变异较大，目前已不常应用。TC、TG、HDL-C 和 LDL-C 是基本的临床血脂检测项目，对于任何需要进行心血管危险性评价和给予降脂药物治疗的个体，都应进行此 4 项血脂检测。有研究结果提示，TC/HDL-C 比值可能比单项血脂检测更具有临床意义。一般认为，TC/HDL-C>5 为正常[13]。

二、诊断

详细询问病史，包括个人饮食和生活习惯、有无引起继发性血脂异常的相关疾病、引起血脂异常的药物应用史以及家族史。体格检查须全面、系统，并注意有无黄色瘤、角膜环和脂血症眼底改变等。血脂检查的重点对象包括：①已有冠心病、脑血管病或周围动脉粥样硬化性疾病者；②有高血压、糖尿病、肥胖、吸烟者；③有冠心病或 AS 家族史者，尤其是直系亲属中有早发冠心病或其他 AS 证据者；④有皮肤黄色瘤者；⑤有家族性高脂血症者。从预防的角度出发，建议 20 岁以上的成年人至少每 5 年检测一次血脂，建议 40 岁以上男性和绝经期后女性每年进行血脂检查；对于缺血性心血管疾病及其高危人群，则应每 3～6 个月检测一次。首次发现血脂异常时应在 2～4 周内再予复查。

三、诊断标准

根据《中国成人血脂异常防治指南（2007 年）》，中国人血清 TC 的正常范围为＜5.18mmol/L（200mg/dl），5.18～6.19mmol/L（200～239mg/dl）为边缘升高，≥6.22mmol/L（240mg/dl）为升高。血清 LDL-C 的正常范围为＜3.37mmol/L（130mg/dl），3.37～4.12mmol/L（130～159mg/dl）为边缘升高，≥4.14mmol/L（160mg/dl）为升高。血清 HDL-C 的正常范围为≥1.04mmol/L（40mg/dl），≥1.55mmol/L（60mg/dl）为升高，＜1.04mmol/L（40mg/dl）为减低。TG 的正常范围为＜1.70mmol/L（150mg/dl），1.70～2.25mmol/L（150～199mg/dl）为边缘升高，≥2.26mmol/L（200mg/dl）为升高。

第六节 高脂血症的治疗

血脂和脂蛋白代谢紊乱与 AS 及其相关性疾病密切相关，TC、LDL-C、TG 和 VLDL-C 增高是冠心病的危险因素，其中以 LDL-C 最为重要，而 HDL-C 则被认为是冠心病的保护因素。纠正血脂异常的目的在于降低缺血性心血管病（冠心病和缺血性脑卒中）的发病率和死亡率。自 20 世纪 60 年代以来，大量研究均证实降低血浆胆固醇能减少冠心病的发病率和死亡率。初步研究结果表明，血浆胆固醇降低 1%，冠心病事件发生的危险性可降低 2%。随着循证医学的发展，如西苏格兰冠心病预防研究（West of Scotland coronaryprevention study，WOSCOPS）、普伐他汀对缺血性心脏病的长期干预（1ong-term intervention with pravastatin in ischaemic disease，LIPID）、心脏保护研究（heart protection study，HPS）、中国冠心病二级预防研究（China coronary secondaryprevention study，CCPS）等大量临床试验结果相继面世，这些临床试验包括冠心病的一级预防和二级预防、饮食治疗和调脂药物治疗，涉及不同类型冠心病患者以及特殊人群（老年人、冠状动脉介入治疗后患者、糖尿病和高血压患者），为评价各种干预措施、制订群体防治策略及个体化治疗方案提供了科学证据。

一、治疗原则

1. 继发性血脂异常应以治疗原发病为主，如糖尿病、甲状腺功能减退症经控制后，血脂有可能恢复正常。但是原发性和继发性血脂异常可能同时存在，如原发病经过治疗痊愈一段时期后，血脂异常仍然存在，应考虑是否同时有原发性血脂异常，需给予相应治疗。

2. 治疗措施应是综合性的。治疗性生活方式改变（therapeutic lifestyle changes，TLC）为首要的、基本的治疗措施，药物治疗需严格掌握指征，必要时考虑血浆净化疗法或外科治疗，基因治疗尚在探索之中。

3. 防治目标水平　治疗血脂异常最主要的目的在于防治缺血性心血管疾病。《中国成人血脂异常防治指南（2007年）》建议：

（1）首先根据是否有冠心病或冠心病等危症以及有无心血管危险因素，结合血脂水平来综合评估心血管病的发病危险，将人群进行血脂异常危险分层（表3-4）。危险性越高，则调脂治疗应越积极。

低危患者指10年内发生缺血性心血管病危险性<5%；中危患者指10年内发生缺血性心血管病危险性为5%～10%；高危患者为冠心病或冠心病等危症，10年内发生冠心病的危险性为10%～15%；极高危患者指急性冠状动脉综合征，或缺血性心血管病合并糖尿病。

不同的危险人群开始药物治疗的LDL-C水平以及需达到的

LDL-C 目标值有很大的不同（表 3-5）。

表 3-4　血脂异常危险分层方案

危险因素		危险分层
血脂	TC 5.18~6.19mmol/L (200~239mg/dl) 或 LDL-C 3.37~4.12mmol/L (130~159mg/dl)	TC≥6.22mmol/L（240mg/dl）或 LDL-C≥4.14mmol/L(160mg/dl)
无高血压且其他危险因素＜3 个	低危	低危
高血压或其他危险因素≥3 个	低危	中危
高血压且其他危险因素≥1 个	中危	高危
冠心病及其等危症	高危	高危

表 3-5　血脂异常患者开始调脂治疗的 TC 和 LDL-C 值及目标值
[单位：mmol/L（mg/dl）]

危险等级		TLC 开始	药物治疗开始	治疗目标值
低危	TC	≥6.22（240）	≥6.99（270）	＜6.22（240）
	LDL-C	≥4.14（160）	≥4.92（190）	＜4.14（160）
中危	TC	≥5.18（200）	≥6.22（240）	＜5.18（200）
	LDL-C	≥3.37（130）	≥4.14（160）	＜3.37（130）
高危	TC	≥4.14（160）	≥4.14（160）	＜4.14（160）
	LDL-C	≥2.59（100）	≥2.59（100）	＜2.59（100）
极高危	TC	≥3.11（120）	≥4.14（160）	＜3.11（120）
	LDL-C	≥2.07（80）	≥2.07（80）	＜2.07（80）

（2）根据血脂异常患者心血管病危险等级指导临床治疗措施及决定 TC 和 LDL-C 的目标水平。血清 TG 的理想水平为＜1.70mmol/L（150mg/dl），HDL-C 的理想水平为≥1.04mmol/L。

2007 年发表的《他汀类药物预防缺血性卒中/TIA 专家建议》[14]提出，对于有缺血性卒中/TIA 的患者，应尽早完善血脂检查，基线 LDL-C＞2.6 mmol/L 的患者，建议他汀类药物治疗，将 LDL-C 降至 2.6mmol/L 以下，并定期监测血脂水平。对于有确切的大动脉粥样硬化证据，或有动脉-动脉栓塞证据的缺血性卒中/TIA 极高危患者和伴有多种危险因素的缺血性卒中/TIA 的极高危患者（伴有冠心病/糖尿病/不能戒断吸烟/代谢综合征之一者），均推荐强化他汀类药物治疗，应将 LDL-C 降至 2.1 mmol/L 以下，或 LDL-C 降低幅度在 40％以上，并定期监测血脂水平（表 3－6）。

表 3－6　脑卒中二级预防危险分层及他汀类药物治疗目标值

危险分层	临床描述	启动他汀类药物治疗的 LDL-C	他汀类药物治疗方案	LDL-C 目标值
极高危（Ⅰ）	缺血性卒中或 TIA，属于以下任一种情况：①有动脉-动脉栓塞证据②有脑动脉粥样硬化易损斑块证据	不考虑	强化降脂	＜ 2.1mmol/L（80mg/dl）或 LDL-C 降低幅度＞40％
极高危（Ⅱ）	缺血性卒中或 TIA，伴以下任一危险因素：①糖尿病②冠心病③代谢综合征④持续吸烟	＞2.1mmol/L（80mg/dl）		
高危	其他缺血性卒中或 TIA	＞2.6mmol/L（100mg/dl）	标准降脂	＜ 2.6mmol/L（100mg/dl）或 LDL-C 降低幅度为 30％～40％

二、治疗性生活方式改变

1. 基本原则　TLC 是个体策略的一部分，是控制血脂异常的基本和首要措施。近年的临床干预试验表明，恰当的生活方式改变对多数血脂异常者能起到与降脂药相近似的治疗效果，在有效控制血脂的同时可以有效减少心血管事件的发生。TLC 是针对已明确的、可改变的危险因素如饮食、缺乏体力活动和肥胖，采取积极的生活方式改善措施，其对象和内容与一般保健不同。

2. 采取的措施（表 3 - 7）[15-18]

（1）减少饱和脂肪酸和胆固醇的摄入。

（2）选择能够降低 LDL-C 的食物（如植物甾醇、可溶性纤维）。

（3）减轻体重。

（4）增加有规律的体力活动。

（5）采取针对其他心血管病危险因素的措施如戒烟、限盐以降低血压等。

上述 1～4 项措施均能够起到降低 LDL-C 的作用。减少饱和脂肪酸和胆固醇的摄入对降低 LDL-C 作用最直接，效果最明显，也最容易做到。在有条件的人群，选用能够降低 LDL-C 的膳食成分（如植物固醇、可溶性纤维）也有明显效果。达到降低 LDL-C 的效果后，TLC 的目标应逐步转向控制与血脂异常相关的并发临床情况如代谢综合征和糖尿病等。减轻体重和增加体力活动可以加强降低 LDL-C 的效果，还可以获得降低 LDL-C 之外进一步降低缺血性心血管病危险的效益。针对其他心血管病危险因素的 TLC（包括戒烟、限盐、降低血压等）虽然不直接影响 LDL-C 水平，但临床上遇到吸烟的患者和合并高血压的患者则必须积极进行，以便进一步控制患者的心血管病综合危险。

表 3-7　治疗性生活方式改变的基本要素

要素	建议
减少使 LDL-C 增加的营养素	
饱和脂肪酸	＜总热量的 7%
膳食胆固醇	＜200mg/d
增加能降低 LDL-C 的膳食成分	
植物固醇	2g/d
可溶性纤维素	10～25g/d
总热量	调节到能够保持理想的体重或能够预防体重增加
体力活动	包括足够的中等强度锻炼，每天至少消耗 200kcal 热量

3. 健康生活方式的评价　饮食治疗的前 3 个月优先考虑降低 LDL-C。因此，在首诊时医生应通过询问和检查了解患者在以下几方面是否存在问题：①是否进食过多的升高 LDL-C 的食物。②是否肥胖。③是否缺少体力活动。④如肥胖或缺少体力活动，是否有代谢综合征。为了解和评价患者摄入升高 LDL-C 食物的状况，推荐使用高脂血症患者膳食评价表（表 3-8）。该表虽然不能取代营养师所作的系统性膳食评价，但可以帮助临床医生发现患者摄入的能升高 LDL-C 的食物，以便有效指导下一步的干预。

表 3-8　高脂血症患者的膳食评价

项目	评分
1. 您近 1 周吃肉是否＜75g/d：0＝否，1＝是	☐
2. 您吃肉种类：0＝瘦肉，1＝肥瘦肉，2＝肥肉，3＝内脏	☐
3. 您近 1 周吃蛋数量：1＝0～3 个/周，2＝4～7 个/周，3＝7 个以上/周	☐
4. 您近 1 周吃煎炸食品数量（油饼、油条、炸糕等）：0＝未吃，1＝1～4 次/周，2＝5～7 次/周，3＝7 次以上/周	☐

缺血性脑卒中与五大危险因素

项目	评分
5. 您近 1 周吃奶油糕点的次数：0＝未吃，1＝1～4 次/周，2＝5～7 次/周	☐
评分总和	☐

注：按实际情况在☐里填数 "0 或 1"，总分＜3 为合格，总分 3～5 为轻度膳食不良，总分＞6 为严重膳食不良

4. TLC 实施方案　首诊发现血脂异常时，除了进行上述的健康生活方式评价外，应立即开始必要的 TLC。如前所述，首诊开始的 TLC 主要是减少摄入饱和脂肪酸和胆固醇，并鼓励开始轻、中度的体力活动。

在 TLC 进行约 6～8 周后，应监测患者的血脂水平，如果已达标或有明显改善，应继续进行 TLC。否则，可通过如下手段来强化降脂。首先，对膳食治疗再强化；其次，选用能降低 LDL-C 的植物固醇（但目前国内尚无上市产品）。也可以通过选择食物来增加膳食纤维的摄入。含膳食纤维高的食物主要包括全谷类食物、水果、蔬菜和各种豆类。

TLC 再进行约 6～8 周后，应再次监测患者的血脂水平，如已达标，继续保持强化 TLC。如血脂继续向目标方向改善，仍应继续 TLC，不应启动药物治疗。如检测结果表明不可能仅靠 TLC 达标，应考虑加用药物治疗。经过上述 2 个 TLC 疗程后，如果患者有代谢综合征，应开始针对代谢综合征的 TLC。代谢综合征一线治疗主要是减肥和增加体力活动。在达到满意疗效后，定期监测患者的依从性。在 TLC 的第 1 年，大约每 4～6 个月随诊 1 次，以后每 6～12 个月随诊 1 次。对于加用药物治疗的患者，更应经常随访。

5. 降脂效果要定期评价　医生对于启动和维持 TLC 均起着至关重要的作用。医生的知识、态度和说服技巧决定了 TLC 能否成功。医生需具备评价缺血性心血管病危险、评价膳食是否合理、制订和解释治疗计划的能力。应向患者说明 TLC 的多重效益，并强

调说明即使使用药物，仍需要 TLC 并定期评价降脂效果。

三、血脂异常的药物治疗

临床上供选用的调脂药物可分为以下 5 类：

1. 他汀类　他汀类（statins）也称 3 -羟基- 3 -甲基戊二酰辅酶 A（3-hydroxy-3-methylglutaryl-coenzyme A，HMG-CoA）还原酶抑制剂，具有竞争性抑制细胞内胆固醇合成早期过程中限速酶的活性，继而上调细胞表面 LDL 受体，加速血浆 LDL 的分解代谢，此外还可抑制 VLDL 的合成。因此他汀类药物能显著降低 TC、LDL-C 和 ApoB，也能降低 TG 水平和轻度升高 HDL-C。此外，他汀类还具有抗炎、保护血管内皮功能等作用，这些作用可能与冠心病事件减少有关。近二十年来临床研究显示他汀类是当前防治高胆固醇血症和动脉粥样硬化性疾病非常重要的药物[19-21]。

（1）降脂疗效：国内已上市的他汀类药物有洛伐他汀（lovastatin）、辛伐他汀（simvastatin）、普伐他汀（pravastatin）、氟伐他汀（fluvastatin）和阿托伐他汀（atorvastatin）。已完成临床试验的有瑞舒伐他汀（rosuvastatin），正在进行临床研究的有匹他伐他汀（pitavastatin）。他汀类药物可使 LDL-C 降低 18%～55%，HDL-C 升高 5%～15%，TG 降低 7%～30%。他汀类药物降低 TC 和 LDL-C 的作用虽与药物剂量有相关性，但不呈直线相关关系。当他汀类药物的剂量增大 1 倍时，其降低 TC 的幅度仅增加 5%，降低 LDL-C 的幅度增加 7%。当前认为，使用他汀类药物应使LDL-C 至少降低 30%～40%。

（2）临床应用注意事项及安全性评价[22]：大多数人对他汀类药物的耐受性良好，副作用通常较轻且短暂，包括头痛、失眠、抑郁以及消化不良、腹泻、腹痛、恶心等消化道症状。有 0.5%～2.0% 的病例发生肝转氨酶如谷丙转氨酶和谷草转氨酶升高，且呈剂量依赖性。由他汀类药物引起并进展成肝衰竭的情况罕见。减少他汀类药物剂量常可使升高的转氨酶回落；当再次增加剂量或选用另一种他汀类药物后，转氨酶常不一定再次升高。胆汁淤积和活动性肝病被列为使用他汀类药物的禁忌证。

他汀类药物可引起肌病，包括肌痛、肌炎和横纹肌溶解。肌痛表现为肌肉疼痛或无力，不伴肌酸激酶（CK）升高。肌炎有肌肉症状，并伴CK升高。横纹肌溶解是指有肌肉症状，伴CK显著升高超过正常上限的10倍［即10×ULN（upper limits of normal, ULN, 表示酶学指标的正常上限升高倍数）］和肌酐升高，常有褐色尿和肌红蛋白尿，这是他汀类药物最危险的不良反应，严重者可以引起死亡。

2. 贝特类　亦称苯氧芳酸类药物，此类药物通过激活过氧化物酶体增殖物活化受体α（PPARα），刺激脂蛋白脂酶（LPL）、ApoA-Ⅰ和ApoA-Ⅱ基因的表达，以及抑制ApoC-Ⅲ基因的表达，增强LPL的脂解活性，有利于去除血液循环中富含TG的脂蛋白，降低血浆TG和提高HDL-C水平，促进胆固醇的逆向转运，并使LDL亚型由小而密颗粒向大而疏松颗粒转变。

临床上可供选择的贝特类药物有：非诺贝特（片剂0.1g，3次/天；微粒化胶囊0.2 g，1次/天）；苯扎贝特0.2g，3次/天；吉非贝齐0.6g，2次/天。贝特类药物平均可使TC降低6%～15%，LDL-C降低5%～20%，TG降低20%～50%，HDL-C升高10%～20%。其适应证为高甘油三酯血症或以TG升高为主的混合型高脂血症和低高密度脂蛋白血症。

此类药物的常见不良反应为消化不良、胆石症等，也可引起肝血清酶升高和肌病。绝对禁忌证为严重肾病和肝病。吉非贝齐虽有明显的调脂疗效，但安全性不如其他贝特类药物。由于贝特类单用或与他汀类合用时也可发生肌病，应用贝特类药物时须监测肝酶与肌酶，以策安全。

3. 烟酸类　烟酸属B族维生素，当用量超过作为维生素作用的剂量时，可有明显的降脂作用。烟酸的降脂作用机制尚不十分明确，可能与抑制脂肪组织中的脂解及减少肝中VLDL合成和分泌有关。已知烟酸可增加ApoA-Ⅰ和ApoA-Ⅱ的合成。

烟酸有速释剂和缓释剂两种剂型。速释剂不良反应明显，一般难以耐受，现多已不用。缓释型烟酸片不良反应明显减轻，较易耐受。轻中度糖尿病患者坚持服用，也未见明显不良反应[23]。其适应证为高甘油三酯血症、低高密度脂蛋白血症或以 TG 升高为主的混合型高脂血症。

烟酸的常见不良反应有颜面潮红、高血糖、高尿酸（或痛风）、上消化道不适等。这类药物的绝对禁忌证为慢性肝病和严重痛风；相对禁忌证为溃疡病、肝毒性和高尿酸血症。缓释型制剂的不良反应轻，易耐受。

4. 胆酸螯合剂　　主要为碱性阴离子交换树脂，在肠道内能与胆酸呈不可逆结合，因而阻碍胆酸的肝肠循环，促进胆酸随大便排出体外，阻断胆汁酸中胆固醇的重吸收。通过反馈机制刺激肝细胞膜表面的 LDL 受体，加速血液中 LDL 的清除，结果使血清 LDL-C 水平降低。

常用的胆酸螯合剂有考来烯胺（每日 4～16g，分 3 次服用）和考来替泊（每日 5～20g，分 3 次服用）。胆酸螯合剂可使 TC 降低 15%～20%，LDL-C 降低 15%～30%，HDL-C 升高 3%～5%；对 TG 无降低作用甚或稍有升高。临床试验证实这类药物能减少主要冠状动脉事件和冠心病死亡[24-25]。胆酸螯合剂常见不良反应有胃肠不适、便秘，且会影响某些药物的吸收。此类药物的绝对禁忌证为异常 β 脂蛋白血症和 TG<4.52mmol/L（400mg/dl）；相对禁忌证为 TG>2.26 mmoL/L（200mg/d1）。

5. 胆固醇吸收抑制剂[26-28]　　胆固醇吸收抑制剂依折麦布（ezetimibe）口服后被迅速吸收，且广泛地结合成依折麦布-葡萄糖苷酸，作用于小肠细胞的刷状缘，有效地抑制胆固醇和植物固醇的吸收。同时可减少胆固醇向肝的释放，促进肝 LDL 受体的合成，并加速 LDL 的代谢。

常用剂量为 10mg/d，使 LDL-C 约降低 18%，与他汀类合用对 LDL-C、HDL-C 和 TG 的作用进一步增强，未见有临床意义的药物间药代动力学的相互作用，安全性和耐受性良好。最常见的不良反应为头痛和恶心，CK 和 ALT、AST 升高超过 3×ULN（3 倍正常值）以上的情况仅见于极少数患者。考来烯胺可使此药的曲线下面积增大 55%，故二者不宜同时服用，必须合用时须在服考来烯胺前 2 小时或后 4 小时服此药。环孢素可增加此药的血药浓度。

四、血脂异常治疗的其他措施

其他调脂治疗措施有外科手术治疗、透析疗法和基因治疗等。外科手术治疗包括部分小肠切除[29-30]和肝移植等，现已基本不用。基因治疗对单基因缺陷所致的家族性高胆固醇血症是一种有希望的治疗方法，但目前技术尚不成熟。透析疗法是一种通过血液体外转流而除去血中部分 LDL 的方法，能降低 TC、LDL-C，但不能降低 TG，也不能升高 HDL-C。这种措施降低 LDL-C 的作用也只能维持 1 周左右，故需每周重复 1 次。每次费用昂贵，且是有创性治疗，甚至可能同时移出血液中的某些有益成分。因此不适用于一般的血脂异常治疗，仅用于极个别的对他汀类药物过敏、不能耐受者或罕见的纯合子家族性高胆固醇血症患者[31-32]。

五、治疗过程的监测

饮食与非调脂药物治疗 3～6 个月后，应复查血脂水平。如能达到要求即继续治疗，但仍须每 6 个月至 1 年复查 1 次；如持续达到要求，每年复查 1 次。药物治疗开始后 4～8 周复查血脂及 AST、ALT 和 CK，如能达到目标值，逐步改为每 6～12 个月后复查 1 次；如开始治疗 3～6 个月后复查血脂仍未达到目标值，则调整剂量或药物种类，或联合药物治疗，再经 4～8 周后复查，达到目标值后延长为每 6～12 个月复查 1 次。TLC 和降脂药物治疗必须长期坚持才能获得临床益处。对心血管病的高危患者，应采取更积极的降脂治疗策略。

降脂药物治疗需要个体化，治疗期间必须监测安全性。根据患者的心血管病状况和血脂水平选择药物和起始剂量。在药物治疗时，必须监测不良反应，主要是定期检测肝功能和血 CK。如 AST 或 ALT 超过 3×ULN，应暂停给药。停药后仍需每周复查肝功能，直至恢复正常。在用药过程中应询问患者有无肌痛、肌压痛、肌无力、乏力和发热等症状，血 CK 升高超过 5×ULN 时应停药。用药期间如有其他可能引起肌溶解的急性或严重情况，如败血症、创伤、大手术、低血压和抽搐等，应暂停给药。

第七节　血脂异常与缺血性脑卒中

心脑血管病已成为我国城市和乡村人群的第一位死亡原因。我国心脑血管病的特点是脑卒中高发，而冠心病发病率较低。在经济发展较快的大城市如北京，监测结果显示，从 1984 年到 1999 年出血性脑卒中发病率呈明显下降趋势，而缺血性脑卒中发病率却明显上升，提示以 AS 为基础的缺血性心血管病（包括冠心病和缺血性脑卒中）发病率正在升高。国内的一项队列研究表明，TC 或 LDL-C升高是冠心病和缺血性脑卒中的独立危险因素之一 。为此，对血脂异常的防治必须及早给予重视。

一、血脂与缺血性脑卒中的关系

脑卒中是多种病因导致的疾病。AS 为脑卒中早发的重要原因，血脂异常与 AS 关系密切，但是对于血脂异常与脑卒中的关系，目前的流行病学研究结论尚未统一。目前的研究认为，高胆固醇血症是冠状动脉疾病的独立危险因素。高水平的 TC 能导致脂质沉积、AS 及动脉狭窄，但 TC 水平与脑卒中的关系尚不明确。

最近韩国进行的一项大型前瞻性队列研究显示，血清 TC 与缺血性脑卒中存在显著的线性关系（HR＝4.54，95％CI：3.07～6.70）。但是，还有一些研究则认为 TC 水平与卒中并不相关。2007 年 Lancet 杂志发表的一篇荟萃分析[46]共包括 61 个前瞻性研究和55 000例血管死亡事件，其结果显示，对于中老年及所有血压水平的人群，TC 和缺血性心脏病的死亡率呈正相关。然而对于卒中，仅在 40～59 岁的患者以及收缩压低于 145mmHg 的患者中发现 TC 与缺血性脑卒中及所有类型的卒中死亡率存在相关性，而且相关性并不强。在中年患者中发现的这种相关性大部分归因于血压的影响。对于老年人（＞60 岁），TC 与缺血性脑卒中并不相关。我们国内的研究亦发现脑梗死组与对照组两者 TC 值并无差异，支持 TC 与缺血性脑卒中并不明确相关的观点。TG 增高可促进中密度脂蛋白和小颗粒 LDL 形成。后两者由于颗粒较小，易沉积在内膜下导致 AS 形成。此外，TG 还具有促凝作用，可激活ⅤⅡ因子促进外源性凝血系统，同时可抑制纤溶酶原激活物抑制剂从而抑制纤溶系统。上述两种机制都可导致卒中，尤其是缺血性脑卒中。然而，对于 TG 与卒中的关系，至今并无统一结论，众多研究并未发现 TG 升高与卒中相关。

HDL 可将外周多余的 TC 运回肝代谢成胆管游离 TC 或胆汁酸。除此之外，HDL 还有其他抗动脉硬化途径，例如抗氧化、抗炎症、抗血栓形成及改善内皮功能等。很多流行病学研究均证实血清 HDL 的水平与卒中风险呈负相关。日本 Oyabe[36] 研究发现，低HDL 血症是所有类型卒中（包括缺血性脑卒中）风险增高的独立相关因素。此外还有一些大型列队研究，包括英国队列、檀香山心脏病项目、动脉粥样硬化风险的社区研究（ARIC）及 Dubbo研究，对不同 HDL 水平患者进行了比较，结果多数研究均显示血清 HDL-C 与缺血性脑卒中呈显著的负相关[33-37]，但是亦有两项研究显示两者无相关性[38-39]。国内董征瑜等的研究显示，脑梗死患者的 HDL 水平较对照组为低，支持 HDL 是缺血性脑卒中保护因素的观点。

LDL 是致 AS 的主要脂蛋白。目前认为，AS 是通过升高的LDL 尤其是经修饰的 LDL 升高、自由基和其他因素导致炎性反应，从而导致动脉内皮功能失调而发挥作用[40]。日本一项前瞻性研究收集了 2351 人的长期（19 年）数据，发现 LDL 水平与缺血性脑卒中或出血性脑卒中发生率的关系并不密切[41]。但是，目前报告的前瞻性试验和大规模荟萃分析[42-44]均认为他汀降脂治疗可显著减低缺血性脑卒中的发病率，其中积极降低 TC 水平预防卒中试验（the stroke prevention by aggressive reduction in cholesterol levels, SPARCL)[45]指出当 LDL-C 降低＞50％，卒中的发病率下降 31％，而缺血性脑卒中的发病率下降 33％。

一项血脂、血压与血管事件的荟萃分析指出，在血脂的各个指标中，TC 与 HDL 比值（TC/HDL）较任何一个单个的血脂指标更能提供相关信息，与血管事件的关系更加紧密，是预测缺血性心脏病死亡率的最有力指标；在 40～69 岁人群组，TC/HDL 值升高与卒中死亡率相关[46]。

根据研究结果，我们认为 HDL 在缺血性脑卒中患者中明显降低，其保护因素降低可能是卒中发生的原因之一；而 TC/HDL 值可更好地反映缺血性脑卒中的风险。TC、TG 及 LDL 与缺血性脑卒中亦有一定关联，但由于样本量有限且为回顾性研究，未能明确其与缺血性脑卒中的关系。

二、调脂治疗在缺血性脑卒中的一级预防作用

一级预防是减少卒中危害的根本。在改善生活方式的同时，药物治疗不可欠缺。

盎格鲁-斯堪的纳维亚心脏终点试验（Anglo-Scandinavian cardiac outcomes trial，ASCOT）是一项针对冠心病一级预防的研究，分为降压和降脂两个分支。ASSOT-LLA（降脂分支）为随机、双盲、安慰剂对照研究，纳入了 10 305 例空腹 TC≤6.5 mmol/L（250 mg/dl）的高血压患者，随机给予阿托伐他汀 10 mg/d 或安慰剂治疗，研究进行至 3.3 年时，由于阿托伐他汀组主要终点事件显著减少 36%，卒中显著减少 27%，研究提前近 2 年终止。该试验首次证实，阿托伐他汀（10 mg/d）降 TC 治疗可在降压治疗基础上显著降低冠心病和卒中风险。

阿托伐他汀糖尿病协作研究（CARDS 研究）是首个有关糖尿病患者主要心血管事件的随机、双盲、安慰剂对照的一级预防研究，纳入 2838 例年龄 40~75 岁、无冠心病史的 2 型糖尿病患者，随机给予阿托伐他汀 10 mg/d 或安慰剂治疗。研究进行至 3.9 年时，由于阿托伐他汀组主要心脏事件风险显著降低 37%，卒中风险显著降低 48%，研究提前 2 年终止。

ASCOT-LLA 和 CARDS 研究均显示，不论基线 LDL-C 水平高低均可从阿托伐他汀治疗中获益。基于上述研究结果，美国和欧洲分别在 2005 年和 2006 年批准了阿托伐他汀钙片（立普妥）的新适应证：用于合并高血压、糖尿病等他汀危险因素或已发生首次心血管事件的高危患者，预防心肌梗死和脑卒中。

希腊的阿托伐他汀和冠心病回顾性评估（GREACE 研究）为

一项前瞻性、随机、开放研究，纳入1600例伴有冠心病的高胆固醇血症患者，随机给予阿托伐他汀10～80 mg/d强化降脂或常规治疗，以达到美国国家胆固醇教育计划成人治疗指南Ⅲ（NCEP ATP Ⅲ）规定的LDL-C<2.6mmol/L（100 mg/dl）的降脂目标。结果显示，阿托伐他汀平均剂量24 mg/d可使LDL-C降低46%，达标率为95%，而常规治疗组的达标率仅14%，且阿托伐他汀治疗的主要终点事件降低51%，卒中降低47%，充分说明积极降低LDL-C的重要性。

治疗达新目标研究（TNT研究）为一项前瞻性、随机、双盲、阳性药物对照研究，纳入10 001例稳定性冠心病患者，随机给予阿托伐他汀80 mg/d或10 mg/d治疗，终点为首次发生主要心血管事件的时间。平均随访4.9年，阿托伐他汀80 mg/d强化降脂组主要心血管事件显著减少22%（$P<0.001$），卒中显著减少25%（$P=0.02$）。结果证实，将LDL-C<2.6 mmol/L（100 mg/dl）作为降脂治疗目标，能够显著减少稳定性冠心病患者的卒中和不良心血管事件风险。

积极降脂治疗减少心肌缺血事件研究（MIRACL研究）是首次对急性冠脉综合征（ACS）患者进行的早期强化降脂治疗的随机、双盲、安慰剂对照研究，共入选3086例ACS患者，在发病早期（入院后24～96小时）随机给予阿托伐他汀80 mg/d或安慰剂治疗。结果显示，阿托伐他汀80 mg/d治疗4个月可使ACS患者的主要终点事件减少16%，卒中风险降低50%。

三、调脂治疗在缺血性脑卒中的二级预防作用

在积极降低胆固醇预防脑卒中再发（SPARCL）试验之前，用他汀类药物二级预防脑卒中主要是在有冠心病人群中用他汀治疗后脑卒中复发减少的研究，至于只有脑卒中病史的患者用他汀治疗防止脑卒中再发的研究，只有1个心脏保护研究（HPS）的亚组分析[47]，包括3280名患者，辛伐他汀40mg/d虽然能明显减少其他心血管事件，但并不能减少脑卒中再发危险（10.4% vs. 安慰剂10.5%）。两组无区别的原因可能是HPS收治病人多是在首次脑卒

中之后 4.3 年，而脑卒中再发多在头 1～2 年。而开始于 2000 年的 SPARCL 试验[48]在脑卒中的二级预防研究领域具有里程碑式的意义，是迄今唯一一项仅针对脑卒中患者二级预防的前瞻性随机对照多中心试验。该试验首次将脑卒中或 TIA 患者作为研究对象，将脑卒中或 TIA 的再发作为一级终点事件，是真正意义上的脑卒中二级预防。SPARCL 试验在脑卒中早期（事件发生后 6 个月内）进行强化调脂来预防脑卒中复发，以验证他汀类药物（阿托伐他汀 80mg/d）在无冠心病的缺血性脑卒中/TIA 患者中的预防作用。试验共纳入 4731 例患者，平均随访 4.9 年，以致命或非致命性脑卒中为主要终点。研究结果显示，阿托伐他汀强化治疗可使致命或非致命性脑卒中复发的相对危险降低 16%（$P=0.03$）；使致死性脑卒中的危险降低 43%（$P=0.03$）；使脑卒中/TIA 的危险降低 23%（$P<0.001$）。此项研究为他汀类药物在脑卒中二级预防中的作用给予了肯定，奠定了他汀类药物在脑卒中二级预防中的基础地位。

四、缺血性脑卒中 TOAST 分型与血脂关系

国内王拥军等根据 TOAST 方法对 167 例急性脑梗死患者进行病因分类，并对各型脑梗死的血脂水平进行了比较。167 例脑梗死患者[49-50]进行分类后分为：①心源性脑栓塞（CE）25 例（15%）；②大动脉粥样硬化性卒中（LAA）57 例（34.1%）；③小动脉卒中/腔隙性脑梗死（SAA）38 例（22.8%）；④其他原因引发的缺血性脑卒中（SOE）18 例（10.8%），病因包括烟雾病、血流动力学原因所致脑梗死等；⑤原因不明的缺血性脑卒中（SUE）29 例（17.4%）。分析结果显示，大动脉粥样硬化性卒中（LAA）组及小动脉卒中/腔隙性脑梗死（SAA）组的 TG 水平明显高于对照组；LAA 组的 TC 水平明显高于对照组；CE、LAA 及 SUE 组 LDL 水平明显高于对照组，其中 LAA 与对照组有高度显著性差异（$P<0.001$）；各组间 HDL、ApoA 水平无明显差异；CE、LAA、SAA 组 ApoB 水平明显高于对照组；其他原因组的各项血脂指标与对照组均无显著性差异；其他原因组中 LDL 水平明显高于对照组。

上述结果可以看出，LAA 组 TG、TC、LDL 及 ApoB 增高最显著，特别是 LDL 水平，不难看出高血脂主要导致大动脉形成粥样硬化斑块，造成血管管腔狭窄，提示血脂异常与这一类型的卒中有着密切的关系。SAA 主要是高血压所导致的穿通小动脉闭塞，主要以小血管的透明脂质变性及纤维蛋白样坏死为主要病理变化。本研究结果显示 SAA 组 TG、LDL、ApoB 水平高于对照组，该结果与 Laloux 等[51] 及国内孙志华等[52] 的研究结果相似，考虑小血管的病变亦和血脂代谢的异常有一定关系，或者是在大血管病变基础上有小的栓子脱落，出现小血管的闭塞，因而出现上面的结果。作者认为 SAA 也同样与血脂代谢紊乱有密切的联系。CE 组 LDL 及 ApoB 水平与对照组也有差异，该类型患者多同时合并心脏血管的病变，例如心梗后出现的附壁血栓就是这类脑梗死的病因之一。另外，该样本例数较少，结果有待扩大样本量后进一步比较说明。

综合本研究结果，除其他原因造成的缺血性脑卒中组外，其他各组均存在一项至多项血脂指标异常，因其他原因造成的缺血性脑卒中组在整个脑梗死中所占的比例较小，故从整体上说血脂的异常与脑梗死有关，特别是 LAA 和 SAA 与血脂的关系更为密切。故作者认为，血脂代谢紊乱特别是 TC、TG、LDL、ApoB 含量的显著升高是引起脑梗死的危险因素，但所显示的数据未能证实 HDL 是脑梗死的保护性因素。由于血脂异常在脑梗死患者中广泛存在，对相关高危人群给予降脂治疗的二级预防具有极其重要的意义。

五、缺血性脑卒中患者高血脂干预观察研究

SPARCL 试验在脑卒中早期进行强化调脂来预防脑卒中复发，验证了他汀类药物（阿托伐他汀 80mg/d）在无冠心病的缺血性脑卒中/TIA 患者中的预防作用。事后分析表明，阿托伐他汀 80mg/d 降低缺血性脑卒中的危险达 22%。此项研究为他汀类药物在脑卒中二级预防中的作用给予了肯定。

谢坚[53] 等采用阿托伐他汀对 148 例缺血性脑卒中合并高脂血症患者进行治疗，患者随机分为阿托伐他汀治疗组和对照组。阿托伐他汀治疗组在常规治疗（包括抗血小板制剂、抗凝剂、银杏叶制剂

等）基础上，每天加用阿托伐他汀（辉瑞制药有限公司生产，常规剂量 20mg），每天早晨服用 1 次。对照组与治疗组的常规治疗一致，但不给予他汀类药物治疗。148 例患者均完成 18 周的随访，两组均未发生与药物相关的严重肝肾功能损害、横纹肌溶解症等并发症。试验前两组的血脂无显著性差异，试验后（6 周、18 周）治疗组的 TC、LDL-C、TG 显著降低，HDL-C 升高，对照组的血脂没有明显变化。服药期间对照组共发生 2 例不良反应（肝酶一过性升高 1 例，腹胀、乏力 1 例），治疗组发生 3 例（肝酶一过性升高 1 例，腹胀、乏力 2 例），肝酶升高者加用护肝药后肝酶恢复正常，腹胀、乏力症状消失，两组比较无显著性差异。

该研究得出的结论是：缺血性脑卒中/TIA 患者属于高危人群，应开始标准调脂，使 LDL-C ＜ 2.59mmol/L（100mg/dl），或 LDL-C 降低幅度为 30%～40%。使用他汀类药物治疗缺血性脑卒中总体是获益的，18 周后腔隙性脑梗死减少 2 例，心源性脑栓塞减少 1 例。

（谢　坚　张虹桥　朱　敏　章成国）

参考文献

1. 赵水平. 临床血脂学. 北京：人民卫生出版社，2011.

2. 章成国，谢坚，邵燕，等. 缺血性脑血管病患者的血脂水平. 中华神经科杂志，2007，40（1），4-7.

3. Gotto AM, Amareneo P, Assmann G, et al. Dyslipidemia and coronary heart disease. The ILIB Lipid handbook for clinical practice. 3rd ed. International Lipid Information Bureau, New York，2003.

4. 赵水平. 高脂血症的临床表现及分型. 中国临床医生，2003，31（12）：23-25.

5. Williams JK, Sukhova GK, Herrington DM. Pravastatin has cholesterol-lowering independent effects on the artery wall of atherosclerotic monkeys. J Am Coll Cardiol, 1998, 31（3）：

684 - 691.

6. Moghadasian MH Experimental atherosclerosis: a historical overview. Life Sci. 2002 Jan 11; 70 (8): 855 - 865.

7. Danesh J, Wheeler JG, Hirschfield GM. C-reactive protein and other circulating markers of inflammation in the prediction of coronary heart disease. N Engl J Med, 2004, 350 (14): 1387 - 1397.

8. Curb JD, Abbott R D, Rodriguez BL. C-reactive protein and the future risk of thromboembolic stroke in healthy men. Circulation, 2003, 107 (15): 2016 - 2020.

9. Skalen K, Gustafsson M, Rydberg EK. Subendothelial retention of atherogenic lipoproteins in early atherosclerosis. Natrue, 2002, 417 (6890): 750 - 754.

10. Joyce CW. Amar MJ. Lambert G. The ATP binding cassette transporter A1 (ABCA1) modulates the development of aortic atherosclerosis in C57BL/6 and apoE-knockout mice. Proc Natl Acad Sci USA, 2002, 99 (1): 407 - 412.

11. Poredos P. Endothelial dysfunction in the pathogenesis of atherosclerosis. Int Angiol, 2002, 21 (2): 109 - 116.

12. Blankenberg S. Barbaux S. Tiret L. Adhesion molecules and atherosclerosis. Atherosclerosis, 2003, 170: 191 - 203.

13. CLEEMAN JI. Executive summary of the third report of the national cholesterol education program (NCEP) expert panel on detection, evaluation, and treatment of high blood cholesterol in adults (adult treatment panel Ⅲ). JAMA, 2001, 285: 2486 - 2497.

14. 他汀类药物预防缺血卒中/短暂性脑缺血发作专家组. 他汀类药物预防缺血性卒中/短暂性脑缺血发作的专家建议. 中华内科杂志, 2007, 46 (1): 81 - 83.

15. 王振杰, 武阳丰, 周北凡. 高脂血症的膳食治疗. 中国慢性病预防与控制, 2003, 11 (6): 286 - 289.

16. Ginsberg HN, Kris-Etherton P, Dennis B, et al. Effects of reducing dietary saturated fatty acids on plasma lipids and lipoproteins in healthy subjects: the Dela Study, Protocol l. Arterioscler Thromb Vasc Biol, 1998, 18 (3): 441－449.

17. Brown L, Rosner B, Willet WW, et al. Cholesterol lowering effects of dietary fiber: a meta-analysis. Am J Clin Nutr, 1999, 69 (1): 30－42.

18. Miettinen TA, Puska P, Gylling H, et al. Reduction of serum cholesterol with sitostanol-ester margarine in a mildly hypercholesterolemic population. N Engl J Med, 1995, 333 (20): 1308－1312.

19. 诸骏仁. 正确认识合理使用调脂药物. 中华心血管病杂志, 2001, 29 (12): 705－706.

20. 赵水平. 他汀治疗学. 长沙：中南大学出版社，2005.

21. Maron DJ, Fazio S, Linton MF. Current perspectives on satins. Circulaion, 2000, 101 (2): 207－213.

22. Pasternak RC, Smith SC Jr, Bairey-Merz CN, et al. ACC/AHA/NHLBI advisory on the use and safety of statins. J Am Coll Cardiol, 2002, 40 (3): 568－573.

23. Grundy SM, Vega GL, McGovern ME, et al. Efficacy, safety, and tolerability of once-daily niacin for the treatment of dyslipidemia associated with type 2 diabetes: results of the assessment of diabetes control and evaluation of the efficacy of Niaspan trial. Arch Intern Med, 2002, 162 (14): 1568－1576.

24. Lipid Research Clinics Coronary Primary Prevention Trial Investigators. The lipid research clinics coronary primary prevention trial results: the relationship of reduction in incidence of coronary heart disease to cholesterrol lowering. JAMA, 1984, 251 (3): 365－374.

25. Brensike JF, Levy RI, Kelsey SF, et al. Effects of therapy with cholestyramine on progression fo coronary arterisoclero-

缺血性脑卒中与五大危险因素

sis: results of the NHLBI type Ⅱ coronary intervention study. Circulation, 1984, 69 (2): 313 – 324.

26. Knopp RH, Gitter H, Truit T, et al. Effects of ezetimibe, a new cholesterol absorption inhibitor, on plasma lipids in patients with primary hypercholesterolemia. Eur Heart J, 2003, 24 (8): 729 – 741.

27. Dujoven CA, Ettinger MP, McNeer M, et al. Efficacy and safety of a potent new selective cholersterol absorption inhibiter, ezetimibe, in patients with primary hypercholesterolesterolemia. Am J Cardiol, 2002, 90 (10): 1092 – 1097.

28. Pearson TA, Denke MA, McBride PE, et al. A community-based randomized trial of ezetimibe added to statin to attain NCEP ATP Ⅲ goals for LDL cholesterol in hypercholesterolemic patients: the ezetimibe added to statin for effectiveness (EASE) trial. Mayo Clin Proc, 2005, 80 (5): 587 – 595.

29. Buchwald H, Varco RL, Matts JP, et al. Effect of partial ileal bypass surgery on mortality and morbidity from coronary heart disease in piatients with hypercholesterolemia: report of the program on the surgical control of the hyperlipidemias (POSCH). N Engl J Med, 1990, 323 (14): 946 – 955.

30. Buchwald H, Varco RL, Boen JR, et al. Effective lipid modification by partial bypass reduced long-term coronary heart disease mortality and morbidity: five-year posttrial follow-up report from the POSCH: program on the surgical control of the hyperlipidemias. Arch Intern Med, 1998, 158 (11): 1253 – 1261.

31. Tasaki H. low-density-lipoprotein apheresis in the prevention of recurrent coronary heart disease. A review. Ther Apher Dial, 2003, 7 (4): 408 – 412.

32. Thompson TJ. A systematic review of LDL apheresis in tlle treatment of cardiovascular diseases. Atherosclerosis, 2006, 189 (1): 31 – 38.

33. Lindenstrom E, Boysen G, Nyboe J. Influence of total choles-
terol, high density lipoprotein cholesterol, and triglycerides
on risk of cerebrovascular disease: the Copenhagen City Heart
Study. BMJ, 1994, 309 (6946): 11 - 15.

34. Simons LA, McCallum J, Friedlander Y. Risk factors for is-
chemic stroke: Dubbo Study of the elderly. Stroke, 1998, 29
(7): 1341 - 1346.

35. Tanne D, Yaari S, GoldbourtU. High-density lipoprotein
cholesterol and risk of ischemic strokemortality. A 21 - year
follow-A up of 8586 men from the Israeli Ischemic Heart Dis-
ease Study. Stroke, 1997, 28 (1): 83 - 87.

36. Soyama Y, Miura K, Morikawa Y, et al. High-density lipo-
protein cholesterol and risk of stroke in Japanese men and
women: the Oyabe Study. Stroke, 2003, 34 (4): 863 - 868.

37. Curb JD, Abbott RD, Rodriguez BL, et al. High density lip-
oprotein cholesterol and the risk of stroke in elderly men: The
Honolulu Heart Program. Am J Epidemiol, 2004, 160 (2):
150 - 157.

38. Shahar E, Chambless LE, Rosamond WD. Plasma lipid pro-
file and incident ischemic stroke: the Atherosclerosis Risk in
Communities (ARIC) study. Stroke, 2003, 34 (3): 623 - 631.

39. Wannamethee SG, Shaper AG, Ebrahim S. HDL-cholesterol,
total cholesterol, and the risk of stroke in middle-aged British
men. Stroke, 2000, 31 (8): 1882 - 1888.

40. Stoll G, Bendszus M. Inflammation and atherosclerosis-novel
insights into plaque formation and destabilization. Stroke,
2006, 37 (7): 1923 - 1932.

41. Tsuyoshi Imamura, Yasufumi Doi. LDL cholesterol and the
development of stroke subtypes and coronary heart disease in a
general japanese population: The Hisayama Study. Stroke,
2009, 40 (2): 382 - 388.

缺血性脑卒中与五大危险因素

42. Amarenco P, Labreuche J, Lavallée P, et al. Statins in stroke prevention and carotid atherosclerosis: systematic review and up-to-date meta-analysis. Stroke, 2004, 35 (12): 2902 - 2909.

43. Josan K, Majumdar SR, McAlister FA, et al. The efficacy and safety of intensive statin therapy: a meta-analysis of randomized trials. CMAJ, 2008, 178 (5): 576 - 584.

44. O'Regan C, Wu P. Statin therapy in stroke prevention: a meta-analysis involving 121 000 patients. Am J Med, 2008, 121 (1): 24 - 33.

45. Amarenco P, Bogousslavsky J. High-dose atorvastatin after stroke or transient ischemic attack. N Engl J Med, 2006, 355 (6): 549 - 559.

46. Prospective studies collaboration. Blood cholesterol and vascular mortality by age, sex, and blood pressure: a meta-analysis of individual data from 61 prospective studies with 55 000 vascular deaths. Lancet, 2007, 370 (19): 1829 - 1839.

47. Collins R, Armitage J, Parish S. Effects of cholesterol-lowering with simvastatin on stroke and other major vascular events in 20 536 people with cerebrovascular disease or other high-risk conditions. Lancet, 2004, 363: 757 - 767.

48. The Stroke Prevention by Aggressive Reduction in Cholesterol levels (SPARCL) investigators. High-dose atorvastatin after stroke or transient ischemic attack. N Engl J Med, 2006, 355: 549 - 559.

49. Madden KP, Karanjia PN, Adams HPJr, et al. Accuracy of initial strokes subtype diagnosis in the TOAST study. Trial of ORG10172 in Acute Stroke Treatment. Neurology, 1995, 45: 1975 - 1979.

50. Adams HP, Bendixen BH, Kappelle LJ, et al. Classification of subtype of acute ischemic stroke. Definitions for use in a multicenter clinical trial. Stroke, 1993, 24: 35 - 41.

51. Laloux P, Galanti L, Jamart J. Lipids in ischemicstroke subtypes. Acta Neurol Belg, 2004, 104 (1): 13 - 19.

52. 孙志华，丁俊丽. 急性脑梗死患者血脂及载脂蛋白含量分析. 现代中西医结合杂志，2001，10 (17)：1609.

53. 谢坚，章成国. 阿托伐他汀对预防缺血性卒中血脂水平及安全性的影响. 中国新药杂志，2010，19 (11)：956 - 958.

缺血性脑卒中与五大危险因素

第四章
高半胱氨酸血症与
缺血性脑卒中

第一节　高半胱氨酸概述

高半胱氨酸（homocysteine，Hcy）是由蛋氨酸去甲基生成的一种非必需的含硫氨基酸，在体内主要参与再甲基化和转硫化途径[1]。各种遗传因素及营养因素均可引起 Hcy 代谢障碍。Hcy 在血液中的存在形式多种多样。

一、高半胱氨酸主要参与的代谢途径（有关 Hcy 参与的具体代谢全过程见图 4 - 1）

1. 再甲基化途径　再甲基化途径是指在蛋氨酸合成酶（methionine synthase，MS）的催化作用下以维生素 B_{12} 为辅酶，以 N5 - 甲基四氢叶酸为甲基供体，Hcy 被甲基化生成蛋氨酸。此过程的关键酶是以维生素 B_2 为辅酶的亚甲基四氢叶酸还原酶（methylenetetrahydrofolate reductase，MTHFR），该酶使 N5，10 - 亚甲基四氢叶酸还原为 N5 - 甲基四氢叶酸，其作用非常重要。

2. 转硫化途径　转硫化途径是指 Hcy 与丝氨酸结合，在胱硫醚- β -合成酶（cystathionine beta-synthase，CBS）催化作用下，以维生素 B_6 为辅酶，生成胱硫醚，后者再裂解为半胱氨酸和 α -酮丁酸，参与代谢，形成转硫化途径。

117

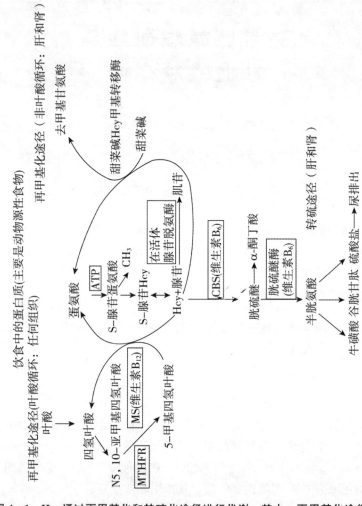

图 4-1 Hcy 通过再甲基化和转硫化途径进行代谢。其中，再甲基化途径又包括叶酸循环和非叶酸循环。前者发生于任何组织，由 MS 催化，且需要 5-甲基四氢叶酸作为辅助因子和维生素 B12 作为辅酶；后者发生于肝和肾，以甜菜碱为甲基供体，在甜菜碱 Hcy 甲基转移酶催化作用下合成蛋氨酸。在转硫化途径中，Hcy 和丝氨酸不可逆缩合成胱硫醚，此反应需要以维生素 B6 为辅酶的 CBS 的催化。胱硫醚在胱硫醚酶催化下裂解为 α-酮丁酸和半胱氨酸，后者可转化为谷胱甘肽或进一步代谢为硫酸盐经尿排出。

二、引起高半胱氨酸代谢障碍的因素

引起 Hcy 代谢障碍的因素主要集中在遗传和营养两方面（其具体影响因素见第六节详述）。当上述代谢途径受阻时，Hcy 在细胞内蓄积，并可进入血液循环，引起慢性病理损害。参与 Hcy 代谢的酶（如 MTHFR 和 CBS）如有遗传缺陷可导致严重的高半胱氨酸血症（hyperhomocysteinemia，HHcy），而由于营养因素导致的维生素 B_6、B_{12} 和叶酸的缺乏同样可产生 HHcy。就与冠心病、脑卒中的关系而言，营养因素（包括烹调、饮食习惯）在目前可能更为多见、更为重要。

除遗传、营养因素外，年龄、种族、生活习惯（如吸烟、饮酒、高蛋氨酸食物等）、药物和某些疾病因素等也可以不同程度地影响血浆 Hcy 水平。

三、血液中高半胱氨酸的存在形式

血浆中约 75% 的 Hcy 与白蛋白结合，形成结合型 Hcy，其余的则主要以二硫键结合的 Hcy-Hcy、Hcy-半胱氨酸化合物形式存在，为游离型；只有 1%～2% 以还原型 Hcy 存在于血浆中[2]。通常测定的是血浆中所有形式 Hcy 的总和，即总 Hcy（total homo-cysteine，tHcy）。

第二节　高半胱氨酸的历史演进及致病机制

一、高半胱氨酸的历史演进："高半胱氨酸假设"的提出

1932 年 DuVigneaud[3] 在用含硫氨基酸治疗蛋氨酸疾病时发现了一种新的氨基酸，它的结构与半胱氨酸相似，但比其多一个碳原子，故将其命名为 Hcy。当时他主要研究其能否替代蛋氨酸促进动物生长。直到 1953 年 Frederick Stare 等发现通过饮食补充蛋氨酸可使猴的胆固醇浓度及实验性动脉粥样硬化过程受到抑制[4]。这不禁使人联想到动脉粥样硬化与含硫氨基酸代谢之间有关系。直到 1962 年，在临床上观察到由于 CBS 缺陷造成的高胱氨酸尿症患儿

出现血管疾病的并发症[5-7]，于是人们开始意识到 Hcy 在人体疾病中的重要性。一份保存完整的 1933 年的病例报告[8]报道了一个 8 岁的高胱氨酸尿症男孩（他也是一个在 1965 年被诊断为高胱氨酸尿症患者的叔叔），出现了卒中致死，尸体解剖发现其颈动脉出现了类似于老年人的粥样斑块及血栓；无独有偶，一个有 MS 缺陷的 2 个月大的高胱氨酸尿症男婴的全身主要器官的动脉均出现了动脉粥样硬化[9]；1976 年一个 MTHFR 缺陷的儿童也出现了类似于前两例的动脉粥样硬化[10]。同时期 McCully[11]利用高半胱氨酸饮食制作动物模型，结果发现兔子全身动脉粥样硬化，累及大、中、小动脉，引起各脏器如心、脑、肺、脾、肾等组织梗死。那么由这些有先天性缺陷的患者的共性以及动物模型推及一般人：HHcy 与动脉粥样硬化和血栓形成有关，即提出"高半胱氨酸假设"。

二、高半胱氨酸的致病机制

临床上发现高胱氨酸尿症患者早年多因全身动脉粥样硬化和血栓形成死于脑梗死和心肌梗死，与其血中 Hcy 水平升高有关。高胱氨酸尿症患者尸检病理可见动脉内膜纤维性斑块、弹力层破坏、疏松结缔组织增生、间质细胞部分溶解和线粒体破坏。Hcy 水平升高引起动脉粥样硬化和心脑血管疾病的作用机制可能有以下几种：

1. 内皮毒性作用　Hcy 可引起内皮细胞损伤，尤其合并高血压时更易受损，并且可破坏血管壁弹力层和胶原纤维。Heydrick SJ 等[12]在内皮细胞培养研究中观察到 Hcy 升高明显增加了内皮细胞内的脂质过氧化，且 Hcy 使胞内形成大量再活化氧化片段。Seo H 等[13]通过测量动脉粥样硬化患者和健康人的 Hcy 及氧化低密度脂蛋白后发现，前者 Hcy 和氧化低密度脂蛋白均明显高于后者；Kamath 等[14]发现胱硫醚合成酶缺乏的大鼠大脑皮质中伊文思蓝含量增加，高浓度 Hcy 能抑制脑血管内皮细胞间紧密连接蛋白 occudin 表达，造成内皮细胞间紧密连接的损伤。总的机制可能是：①自身氧化作用产生羟自由基、过氧化氢等氧自由基，引起蛋白质损伤，酶、受体功能障碍，以及诱导产生应激蛋白，使清除氧自由基的酶活性降低。②使一氧化氮合成酶受到抑制及内皮依赖性血管舒张因子（EDRF）产生减少、生物活性下降，使内皮依赖性血管扩张作用严重受损[15]。③使内皮细胞表型发生改变，干扰纤溶酶原激活物的结合位点。④改变内皮细胞基因表达，诱导细胞凋亡。

2. 刺激血管平滑肌细胞增生　Hcy 可直接诱导血管平滑肌细胞（vascula smooth muscle cell，VSMC）增殖。国内田清平等[16]报道，Hcy 可激活神经嵴源性 VSMC 的二酯酰甘油和蛋白激酶，促进原癌基因 fas 和 C-myb 表达，进而通过刺激丝裂霉素活化蛋白激酶途径刺激 VSMC 的增殖。Hcy 浓度高时，细胞凋亡数较高，并伴有 Caspase-3 表达和活化增强，使 VSMC 的 cyclin mRNA 和 fos 癌基因表达增多，诱导静止细胞进入分裂期，促进 VSMC 迅速增殖，导致动脉粥样硬化的产生。另外，Hcy 还能促进钙离子内流及细胞内线粒体对钙离子的释放[17]，并通过信号传导方式干扰 VSMC 的正常功能。

3. 致血栓作用　Hcy 破坏机体凝血和纤溶之间的平衡，使机体处于血栓前状态[18]。Hcy 促进血栓调节因子的表达，使凝血因子Ⅻ、Ⅴ和血小板内前列腺素合成增加，从而促进血小板黏附和聚集；抑制蛋白 C 的表达及激活，干扰因子 V_a、$Ⅷ_a$ 和凝血酶的灭活；抑制 AT2Ⅲ与内皮细胞的结合，并减弱内皮细胞表面的硫酸肝素蛋白多糖对 AT2Ⅲ的活化作用，从而抑制了 AT2Ⅲ的抗凝活性；抑制纤溶酶原激活物（t2PA）与血管内皮结合，从而干扰内皮的纤溶活性。Sauls 等[19]研究表明血浆 Hcy 升高可导致获得性异常纤维蛋白原血症，高度缠结的纤维对纤维蛋白溶解作用异常稳定，这大大增加了血栓危险。

4. 脂肪、糖、蛋白代谢紊乱　Hcy 可促进脂质沉积于动脉壁，使泡沫细胞增加，还可改变动脉壁糖蛋白分子纤维化结构，促进斑块钙化；Hcy 可促进低密度脂蛋白自身氧化，氧化的低密度脂蛋白能影响 NO 的合成和凝血酶调节蛋白的活性，从而导致内皮功能的进一步受损。

第三节　高半胱氨酸与心脑血管疾病

研究表明，HHcy 是动脉粥样硬化和血栓形成等心脑血管疾病发病的独立危险因素，特别是在脑卒中、缺血性心脏病的发作中，血浆 Hcy 的病理作用正得到越来越多的循证医学支持。流行病学调查发现，在人群 Hcy 浓度偏高的地区，心血管疾病所致的死亡率增加。

不论是在心脑血管还是外周血管中，Hcy 的升高均和血管疾病密切相关。Rotterdam 研究对 1990—1994 年间的 7983 例荷兰老年人进行巢式病例对照研究发现，Hcy 升高的人群脑卒中和心肌梗死的发生率更高，Hcy 每升高 $1\mu mol/L$，相关风险升高 6%～7%，并且这种相关性在高血压的人群中更为显著[28]。HHS 研究对 7074 例挪威人随访 4.1 年发现，与 Hcy $<9\mu mol/L$ 的老年人群相比，Hcy $\geq 20\ \mu mol/L$ 的老年人群全因死亡率增加 3.6 倍，Hcy 升高的人群其心血管死亡和非心血管死亡的风险同样增加[29]。同时，中国人群的前瞻性研究入选了 2009 例受试者，随访 11.95 年，结果表明，Hcy $>9.47\mu mol/L$ 的人群其心脑血管事件发生的风险增加 2.3 倍（95% CI：1.24～4.18，$P=0.008$），Hcy $>11.84\mu mol/L$ 的人群其死亡风险增加 2.4 倍（95% CI：1.76～3.32，$P<0.0001$）[30]。

20 世纪 90 年代中期，Boushey 等[20]通过荟萃分析 27 个 Hcy 与动脉粥样硬化性血管疾病关系的研究以及 11 个叶酸对血浆 tHcy 影响的研究后发现，血浆 tHcy 水平每升高 $5\mu mol/L$，心血管疾病危险度在男性增加 1.6 倍，在女性增加 1.8 倍，脑血管疾病危险度增加 1.5 倍，外周血管疾病危险度增加 6.8 倍，总人群心血管疾病风险 10% 归因于 Hcy 升高。作者认为，血浆 tHcy 每升高 $5\mu mol/L$ 与血中胆固醇增加 $0.5\mu mol/L$ 的危险性相当。Kojoglanian 等[21]的研究表明，血浆 Hcy 水平与冠状动脉病变血管的支数有一定关系，单支、双支、多支血管病变的患者血浆 Hcy 水平呈逐级上升趋势，并且与血管病变的严重程度有关，冠状动脉狭窄 $\geq 99\%$ 的患者血浆 Hcy 水平明显高于狭窄 $<75\%$ 的患者。

同时，相关遗传学水平的研究进一步验证了上述 Hcy 和心脑血管疾病的关系。一项对 72 项 MTHFR 基因多态性研究进行的荟萃分析表明，Hcy 每升高 $5\mu mol/L$，缺血性心脏病风险升高 42%

（OR＝1.42；95％CI：1.11～1.84），脑卒中风险增加约65%
（OR＝1.65；95％CI：0.66～4.13）；而Hcy每降低3μmol/L，缺血性心脏病风险降低约16%（11%～20%），脑卒中风险降低约24%（15%～33%）[34]。Sun Y等[35]对76项在中国汉族人群中进行的脑卒中相关基因研究进行荟萃分析，结果显示，MTHFR C677T是缺血性脑卒中的重要危险因素（OR＝1.55，95％CI：1.26～1.90）。一项荟萃分析纳入了111项研究，共计15 635例患者，分析发现，TT和CC基因型患者的Hcy水平相差1.93μmol/L，前者脑卒中的风险较后者增加26%（OR＝1.26，95％CI：1.14～1.40），与观察性研究的结果相一致。

　　我国学者也进行了大量研究来证实HHcy是心脑血管疾病的独立危险因素。2003年章成国等[22]对87例动脉粥样硬化性血栓性脑梗死患者进行的回顾性分析表明，脑梗死患者血浆Hcy升高者约占全部患者的31%，且脑梗死患者平均空腹血浆Hcy水平为（15.3±4.3）μmol/L，显著高于对照组（11.3±3.9）μmol/L。进一步发现在校正了高血压和肥胖后，血浆Hcy浓度升高是脑血栓形成的独立危险因素，并且血浆Hcy浓度与MTHFR C677T基因型、CBS G919A基因型、CBS T833C基因型相关。2006年邵燕等[23]又以61例60岁以上老年脑梗死患者为研究对象，结果发现血浆Hcy浓度和体质指数是脑梗死的危险因素，在校正了肥胖后，血浆Hcy浓度升高是本组患者的独立危险因素。同样周宪梁等[24]对80例脑卒中患者血Hcy进行了测定，结果显示脑卒中患者血Hcy水平为（26.83±5.87）μmol/L，明显高于对照组，且缺血性脑卒中与出血性脑卒中患者之间Hcy水平差异无显著性，约有60%的脑卒中患者Hcy增高。樊东升等[25]对148例脑卒中患者进行的临床观察结果表明，血浆Hcy升高者约占全部患者的39%。我国学者得出的发病率高于国外报道的结果，可能与国人MTHFR基因突变率高及膳食中摄入叶酸和维生素B_{12}不足有关。另外，我国学者王战坤等[26]对98例冠心病患者和67例对照组血浆Hcy进行了测定，结果也显示冠心病患者血浆Hcy显著高于对照组，且Hcy与冠脉病变程度呈正相关，高Hcy可能损伤血管内皮细胞，是冠心病的危险因素之一。

第四节　高半胱氨酸血症的诊断及其目标值

HHcy 的诊断标准目前仍存在争议，尚处于不断完善中。各国设定的诊断标准略有差异，但总体趋势是 Hcy 浓度越高，患心脑血管疾病等的风险越高。

1999 年，美国高血压协会（AHA）和脑卒中协会（ASA）发布了对于缺血性脑卒中和短暂脑缺血发作患者的卒中预防指南，指南界定当血浆 tHcy≥15μmol/L 时，即为 HHcy[27]。目前，我国血浆 tHcy 参考范围也多为 5～15μmol/L（高效液相色谱法）。随着对 Hcy 危害认识的深入，越来越多的证据表明血浆 Hcy 升高是脑卒中的独立危险因素且二者存在量效关系[28]，故有关 HHcy 的诊断标准也在不断前移。

Boushey 等[20]发现，男性血浆 tHcy 浓度介于 9.0～14.9μmol/L 者，其患冠心病的危险性是低于 9.0μmol/L 者的 2 倍，而高于 14.9μmol/L 者，其危险性则增加 6 倍，因此 Boushey 于 1995 年建议理想的血浆 tHcy 浓度应低于 10μmol/L。

Guilliams[29]认为，Hcy 不再是血管性疾病的一个标记物，而是一个致病因子。作者列举下列基于临床资料的数学模型来阐明血浆 tHcy 水平与冠心病风险的关系（图 4-2）：当 Hcy 为 6.5μmol/L 时，患冠心病的风险比已超过 1，以后随着 Hcy 上升，特别是大于 10μmol/L 后，冠心病风险也几乎呈线性上升，直到 Hcy 水平达到 20μmol/L 以上时才趋于效应平台，但此时风险比已接近 12。

2001 年，有学者认为 Hcy 合适的目标值是＜9～10μmol/L。该目标值是基于 Hcy＞10.2μmol/L 使冠脉风险增加 1 倍，且＞20μmol/L 与＜9μmol/L 相比，前者使冠脉风险增加了 9.9 倍[30]。

2004 年，在 Toole 等人[31]进行的著名的"预防脑卒中的维生素干预 RCT 试验（VISP 试验）"中，明确定义男性 Hcy＞9.5μmol/L、女性 Hcy≥8.5μmol/L 即为轻到中度 HHcy 患者，并纳入为受试人群。该试验虽未证实高剂量维生素较之低剂量维生素

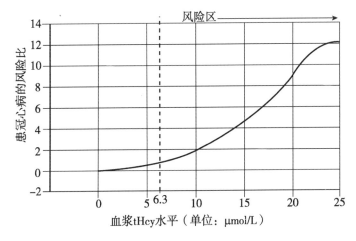

图 4-2　血浆 tHcy 水平与冠心病风险的关系

更有益于预防脑卒中，但明确显示脑卒中风险与血浆 Hcy 水平之间的相关性。后来，在排除了 VISP 试验中肾功能不全及维生素 B_{12} 状态因素后的再分析结果表明，脑卒中风险降低 21%[32]。Arauz 等人[33]在 39 名由颈动脉剥离引起的脑梗死患者中观察到血浆 Hcy 平均水平仅为 $9.81\mu mol/L$，但已显著高于对照组的 $6.38\mu mol/L$（$P=0.001$）。

　　2006 年，在 AHA 和 ASA 发布的对于缺血性脑卒中和短暂脑缺血发作患者的卒中预防指南里[34]，HHcy 被列为脑卒中的重要风险因子之一，并重新界定了 HHcy 的值，即 $Hcy>10\mu mol/L$ 为 HHcy，建议给予患者补充维生素 B_6、B_{12} 和叶酸。

　　2009 年，我国台湾学者 Sun 等[35]为确定血浆 Hcy 预测心血管疾病风险的临界值，调查了总共 2009 人的队列，并追踪随访 13 年。结果发现，当 $Hcy>9.47\mu mol/L$ 时，心血管事件风险增加 2.3 倍。来自亚洲人的数据提示，国人 HHcy 的界定值较欧美国家应该更低。我国胡大一[36]、王拥军教授也撰文呼吁关注该情况的存在，并建议采用国际标准，将 $Hcy>10\mu mol/L$ 定义为 HHcy。

第五节 高半胱氨酸血症的治疗

通过前面章节的介绍，我们已经知道，当各种遗传及环境等因素引起 Hcy 代谢途径受阻时，Hcy 在细胞内蓄积，并可进入血液循环，造成 Hcy 升高。许多流行病学调查和临床干预试验已经证实补充叶酸等维生素能显著降低血浆 Hcy 浓度，且能降低心脑血管疾病的发病率和死亡率。

美国和加拿大于 1998 年开始在谷物中强化补充叶酸，如果 Hcy 水平是脑卒中的独立危险因素，可以预期强化叶酸后会出现人群脑卒中死亡率降低。事实确实如此，最近，美国和加拿大的一项人群研究显示，几乎各分层人群的脑卒中死亡率降幅在 1999—2002 年期间均显著增加。与之对比，英格兰和威尔斯未强制推行谷物中强化叶酸的地区在相应期间脑卒中死亡率的降幅没有显著改变[37]。

我国林县的营养干预试验共纳入来自农村地区的 3318 名男性和女性受试者，给予叶酸等维生素干预，平均随访 6.2 年，结果发现，叶酸等维生素干预组可使总人群脑卒中死亡风险下降 37%，男性获益尤为显著，达到 58%[38]。

而近期一项随机对照双盲研究——HOPE2[39] 研究，纳入 5522 例有心脑血管病史的患者，平均随访 5 年结果发现，维生素治疗组 Hcy 水平几何平均数下降 $2.2\mu mol/L$，但对照组几何平均数上升 $0.80\mu mol/L$。治疗组脑卒中的发病率为 0.9%（0.88/100 人年），对照组发病率为 1.2%（1.15/100 人年），卒中发作风险比 HR＝0.75（95%CI：0.59～0.97）；进一步分析发现非致命的脑卒中发作风险比 HR＝0.72（95% CI：0.54～0.95）；分组分析发现，年龄小于 70 岁、未接受叶酸食物强化、伴有基线胆固醇和 Hcy 水平升高、未接受抗血小板或降脂药物治疗的患者对维生素疗效更好。

西挪威维生素 B 干预试验（western norway b-vitamin inter-vention trial，WENBIT）[17] 由于挪威维生素研究（norwegianvita-min trial，NORVIT）[18] 结果而提前终止，该研究发现了叶酸治疗组脑卒中有下降的趋势（OR＝0.72，95%CI：0.44～1.17），因而

研究者认为，尽管叶酸治疗在心血管二级预防方面作用尚不明确，但在脑血管方面应该有较好的疗效。HOST 研究入组的终末期肾病（end-stage renal disease，ESRD）或慢性肾病（chronic kidney disease，CKD）患者中，其中 ESRD 患者占到 1/3，该研究并未证实叶酸治疗组在主要终点或次要终点具有显著疗效，但脑卒中风险仍呈下降趋势（OR＝0.90，95％CI：0.58～1.40）[19]。而目前有关 ESRD 或 CKD 的 4 项研究尚不足以评价叶酸在此类患者的确切疗效，我们希望叶酸减少肾移植患者心血管事件（the folic acid for vascular outcome reduction in transplantation trial，FAVORIT）[20] 研究可以提供更多有关叶酸用于肾病的证据。

我国科研人员对 8 项随机化临床研究进行的荟萃分析确立了补充叶酸可有效降低 Hcy 及脑卒中的学术地位，并进一步证实补充叶酸可以降低 18％的脑卒中事件的发生，而当研究周期大于 36 个月、血浆 Hcy 水平降低大于 20％时，这一效应更为突出[40]。

第六节　高半胱氨酸的检测

血浆中有 70％～80％的 Hcy 以二硫键形式与蛋白质结合；20％～30％经氧化反应自身结合形成二聚体以及与半胱氨酸结合形成混合二硫化物；约 1％的 Hcy 以自由硫醇形式存在于循环中[2]。有人发现不同情况下游离形式和蛋白结合体可重新分布，温度较高或储存时间较长，则 Hcy 迅速与蛋白结合，而游离体含量很少。血液离体后，红细胞仍可不断地释放 Hcy 到细胞外液中，因此一般研究均以测定血浆标本为主，并且采血后应及时分离测定或冰冻。Hcy 过去曾用氨基酸分析仪测定，比较复杂且不稳定。20 世纪 80 年代开始应用高压液相色谱技术（HPLC）检测，质控稳定、应用广泛。Hcy 的正常参考值随测定方法和种族人群的不同而有所不同，一般正常空腹血浆 tHcy 水平为 5～10μmol/L。

一、血浆高半胱氨酸水平的主要影响因素（表 4-1）

1. 遗传因素　遗传因素引起三种关键酶即亚甲基四氢叶酸还

原酶（MTHFR）、胱硫醚－β－合成酶（CBS）、蛋氨酸合成酶（MS）缺乏或活性降低。先天性 CBS 缺陷症或胱氨酸尿症纯合子表现为 CBS 严重缺乏，患者常早年发生动脉粥样硬化，而且波及全身大、中、小动脉，病变弥漫且严重，多较早死亡。目前研究较多的主要是轻、中度 HHcy，发现编码 MTHFR、CBS、MS 等酶的基因发生碱基突变、插入或缺失，引起相应的酶缺陷或活性下降。

2. 性别和年龄　血浆总 tHcy 水平存在男女性别差异，可能与雌激素调节 Hcy 的代谢有关，研究发现女性的水平低于男性。Jacobsen 等[41] 应用 HPLC 检测健康男性血浆总 Hcy 水平为（9.26±1.88）$\mu mol/L$，女性水平为（7.85±2.29）$\mu mol/L$。绝经前女性 Hcy 水平 [（8.9±1.0）$\mu mol/L$] 低于绝经后女性 Hcy 水平 [（10.2±2.5）$\mu mol/L$]，因此有人认为绝经前女性较低的 Hcy 水平是防止动脉粥样硬化和心血管疾病的预防因素之一，年龄越大其 Hcy 水平越高。袁大华等（《中华神经科杂志》采用待发表资料）对 453 例急性脑梗死患者的调查发现，男性血浆 Hcy 水平显著高于女性，且血浆 Hcy 水平与年龄之间存在正相关，即 Hcy 水平随着年龄增加而逐渐升高，尤其是 50 岁以上人群。

3. 饮食和药物　代谢辅助因子如维生素 B_6、B_{12} 和叶酸在 Hcy 代谢反应中为必需因子，当饮食中缺乏或者某些药物干扰这些必需因子的吸收时均可导致 HHcy 的发生。许多研究已经证实冠心病患者血浆 Hcy 水平升高以及血清维生素 B_6、B_{12} 和叶酸水平下降。高动物蛋白饮食中甲硫氨酸含量较高，摄入过多易引起 Hcy 水平升高，蔬菜和水果中叶酸和维生素 B 含量高，往往有助于降低 Hcy 水平。对近 1200 名老年人的研究表明，体内 Hcy 的水平与饮食密切相关，血浆中维生素 B_6、B_{12} 和叶酸浓度越低，其 Hcy 浓度越高[42]。药物中如长期口服避孕药的女性易致维生素 B_6 缺乏，氨甲蝶呤、三乙酸氮尿苷等抗肿瘤药物由于抑制叶酸代谢可引起 Hcy 水平升高，而青霉胺可降低血浆 Hcy 水平。

4. 某些疾病状态　慢性肾功能不全患者血浆 Hcy 水平升高，并且与血清肌酐值呈正相关。接受肾移植的患者测定其 Hcy 水平也高于正常对照组。甲状腺功能低下、肝病、严重的牛皮癣、恶性肿瘤等患者均有轻、中度 Hcy 水平升高。

表 4-1　血浆高半胱氨酸水平的主要影响因素

最常见的基因突变	MS D919G；MTHFR C677T；CBS G919A T833C
生理因素	年龄增加
	男性
	吸烟
	绝经后状态
病理因素	肾功能减退
	系统性红斑狼疮
	恶性肿瘤
	严重的牛皮癣、银屑病
	甲状腺功能减退症
	糖尿病
	移植术后
药物	抗惊厥药（如苯妥英钠、卡马西平等）
	叶酸拮抗剂（如甲氨蝶呤等）
	维生素 B_{12} 拮抗剂（如氧化亚氮等）
	维生素 B_6 拮抗剂
	环孢素 A
	噻嗪类利尿剂
饮食	高动物蛋白饮食
	摄入过度加工的食物

二、高半胱氨酸的检测方法

1. 同位素法　通过 ^{14}C 标记的腺苷与 tHcy 缩合后，经色谱分离、液体闪烁计数放射强度来测定 tHcy 浓度。该法灵敏度高、特异性强，但由于操作繁琐且有放射污染，虽经改良也未能推广使用。

2. 高效液相色谱法（HPLC） 是目前比较成熟且可推广使用的方法，方法学包括柱前衍生-HPLC-荧光检测法、HPLC-柱后衍生-紫外检测法或荧光检测法和 HPLC-电化学检测法。目前已有 tHcy 全自动的 HPLC-荧光检测仪问世。Accinni 等[43]建立的不用内标 HPLC 法同样具有良好的分离效果，测定精度和分析速度可用于大样本分析。

3. 荧光偏振免疫检测法（FPLA） 该方法灵敏度高、检测速度快，但价格昂贵，故短时期内不易普及。检测时，首先用二巯基苏糖醇将结合型 Hcy 还原出来，然后通过特异性的 S 腺苷 Hcy 合成酶催化 Hcy 转变为 S 腺苷 Hcy，与作为示踪物的荧光素标记 S 腺苷 Hcy 类似物一起与特异性单克隆抗体竞争性结合，引起示踪物偏光性改变，从而检测出 Hcy 浓度。

4. 酶免疫测定法 这种方法也需要将 Hcy 先转化为 S 腺苷 Hcy，然后加入辣根过氧化物酶标记的单克隆抗体，最后加入辣根过氧化物酶的底物，并在 450nm 处检测。加入蛋氨酸与半胱氨酸对检测结果均无影响，无交叉反应。这种方法的检测结果与 HPLC 检测结果的相关系数达 0.986。

5. 循环酶法 是近年发展起来的可用于自动生化分析仪的一种技术，它使 tHcy 检测更加快速、方便。其原理是结合的 Hcy（氧化形式）被还原成游离的 Hcy，在胱硫醚-β-合成酶的催化下和丝氨酸反应生成 L-胱硫醚，后者被胱硫醚-β-裂解酶分解成 Hcy 和丙酮酸，丙酮酸参与 NADH 显色反应，生成的 Hcy 再次参与第一步反应，如此循环。该方法与 HPLC 法相关性良好，无需样本预处理，目前正被国内外广泛采用。

6. 蛋氨酸负荷试验（MLT） 此方法需要测基础空腹血浆 Hcy，在口服标准蛋氨酸负荷后测 4 到 6 小时后的血浆 Hcy。这样比直接测定空腹血浆 Hcy 能更敏感地筛选出更多的可能患血管疾病的人群，因为单测空腹血浆 Hcy 可能造成假阴性。

第七节 "H型"高血压与缺血性脑卒中

一、"H型"高血压概述

目前，我国人群卒中的发病率和死亡率均高于国际平均水平，卒中发病率约 250/（10 万）人，而冠心病发病率约为 50/（10 万）人。因此，我国心脑血管病防治的重点是预防脑卒中。近 25 年来，我国人群卒中事件发病率仍呈上升趋势，缺血性脑卒中的发病率以每年 8.7% 的速度增长；每年因脑血管疾病的总支出约 200 亿元[44]。据卫生部《全国第三次死因回顾抽样调查报告》显示，脑血管疾病已经超过肿瘤成为我国城乡居民的第一位死因。在导致脑卒中的危险因素中，高血压与 HHcy 位居前列，而一项六城市的调查数据显示，我国约有 75% 的成年高血压患者伴有 HHcy[2]。因此，我国心血管界知名专家胡大一[45]、霍勇等教授将伴有 HHcy（人体血中的 Hcy 水平在 $10\mu mol/L$ 以上称为 HHcy）的原发性高血压定义为"H型"高血压，并一致认为"H型"高血压对我国卒中的预防具有特殊意义。

二、控制"H型"高血压是降低我国脑卒中发生的重要措施

卒中的主要危险因素是高血压，同时，多数高血压患者伴有一种或多种其他危险因素，多种危险因素的总致病效果要远远超过各个组分致病作用的累加。大量研究表明，联合控制心脑血管多重危险因素是降低心脑血管事件风险的最佳途径，其疗效和安全性均优于对单一危险因素的强化控制[46]。流行病学调查表明，中国高血压人群的 TC 和 LDL-C 明显低于美国，但 Hcy 水平则较美国人群高出 50%[47]，这些危险因素的差异可能是中、美两国在心脑血管疾病发病方面呈现不同特点（美国以冠心病为主，中国以卒中为主）的主要原因之一，同时也可能是中国人群高血压导致卒中的强度远高于西方国家的重要因素。

Graham 等[48]的大样本流行病学研究证实，"H型"高血压患者心脑血管事件发生率较单纯存在高血压的患者高出约 5 倍，较正

常人高出 25～30 倍。该研究还证实了"H 型"高血压患者的两个危险因素——高血压和 HHcy，在导致心脑血管事件上存在明显的协同作用，而 Hcy 与高血脂、吸烟等危险因素之间的协同作用不明显（图 4-3）。

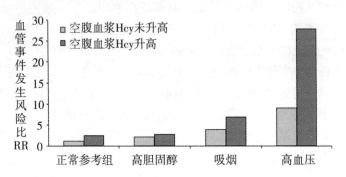

图 4-3　高 Hcy 伴发其他主要危险因素时心脑血管事件的发生风险

高血压与 Hcy 的协同作用在美国的全国性调查资料中再次得到了证实[49]。该研究数据来自美国的全国健康与营养调查研究，该横断面研究自 1994—2004 年，在全国范围内抽取有代表性的人群12 683例，经过对 17 个相关因素的校正，Hcy 升高组较未升高组更容易发生卒中（OR＝1.52；95% CI：1.01～2.29；P＝0.045），同时合并高血压与高 Hcy 组发生卒中的风险升高幅度更大：在男性中，风险增加 12 倍（OR＝12；95%CI：6～23），在女性中，风险增加 17 倍（OR＝17；95%CI：10～29）。

而以我国安徽省安庆市 100 万人为基础的 4 万人队列平均随访 6.2 年的研究结果也证实，高 Hcy 和高血压（"H 型"高血压）显著增加国人心脑血管事件（未发表资料）。最近，袁大华等对广东佛山地区 453 例急性脑梗死患者的一般资料进行调查后发现，高血压患者有 383 例，占住院患者的 84.5%；伴高 Hcy 的高血压患者有 214 例，占住院患者的 47.2%，占高血压患者的 55.9%；相比之下，伴高脂血症的高血压患者有 192 例，占住院患者的 42.4%，占高血压患者的 50.1%；伴高血糖的高血压患者有 174 例，占住院患者的 38.4%，占高血压患者的 45.4%。我们发现佛山地区缺血性脑卒中患者中高血压发病率较高，且以"H"型高血压比率最高，故有效控制"H"型高血压对于本地区缺血性脑卒中防治具有重大意义。早先也有学者对江苏省徐州市大屯社区 369 例中年居民作了 Hcy 与原发性高血压的流行病学调查研究，结果发现原发性高血压组中高 Hcy 者显著高于对照组，且 Hcy 与收缩压及舒张压呈正相关[50]。故从我国实际出发，高血压可能与 Hcy 存在相关性，控制"H"型高血压对我国卒中预防具有实际意义。

2005 年我国高血压防治指南在强调降压达标的同时明确指出，治疗高血压需同时控制其他危险因素[51]。2007 年欧洲高血压学会和欧洲心脏病学会（ESH/ESC）高血压指南中也进一步强调了心血管总体危险的重要性[52]。2010 年我国高血压防治指南明确指出了"血 Hcy 升高（$\geqslant 10\mu mol/L$）"是影响高血压患者心血管预后的重要因素。

从单一因素控制到多重危险因素的综合干预，是心脑血管疾病防治的一个进步。综合上述结果，预防卒中要在降低血压的同时充分考虑降低 Hcy。同时我国高血压人群中 HHcy 的高发，也使得对"H 型"高血压进行有效控制更具有重要的意义。

三、"H 型"高血压的诊断与治疗

（一）诊断标准

1. 原发性高血压；

2. 血浆 Hcy$\geqslant 10\mu mol/L$。

（二）治疗

1. 非药物治疗措施　非药物治疗是所有高血压的基础治疗，主要通过改善不合理的生活方式降低危险因素水平，进而使血压水平下降。轻度高血压患者仅通过非药物治疗就有可能使血压降至正常水平；对于重度高血压患者，非药物治疗可以提高药物疗效，从而减少药物用量，降低治疗费用。

（1）合理膳食

①限盐：食盐摄入应逐步减至每日平均摄盐量在 6g 以下（普

通啤酒瓶盖去掉胶垫后，1平盖食盐约为6g）。这里所指的食盐量包括烹调用盐及其他食物中所含钠折合成食盐的总量。

②限制饮酒：最好不饮酒。如饮酒，则每日饮用量折合白酒少于1两。

③多吃新鲜蔬菜、水果：每日摄入新鲜蔬菜不少于8两，水果2～4两。

④增加膳食钙的摄入：常见的高钙食物有鲜奶、豆类及其制品。多吃新鲜深绿色蔬菜、海带、木耳等。

⑤减少膳食脂肪，适量增加优质蛋白质：选择鱼类、禽类、瘦肉等动物性食品，多吃豆类及其制品。

⑥注意事项

a. 应结合患者膳食习惯中存在的问题有针对性地进行膳食指导，不能千篇一律。

b. 改变膳食习惯不是一朝一夕之功，应鼓励患者逐步改善，不可急于求成，应以患者能够适应为度。

（2）控制体重：肥胖程度可用体质量指数（BMI）衡量，BMI＝体重（kg）/身高（m）^{2}。BMI在18.5～23.9为正常体重，24～27.9为超重，≥28为肥胖。超重或肥胖的高血压患者应积极减重。

减重目标：BMI＜24；腰围：男性＜85cm（2尺6寸），女性＜80cm（2尺4寸）。

①措施

a. 控制和减少膳食脂肪和总热量的摄入。

b. 增加体力活动量，增加热量的消耗。

c. 必要时采取药物治疗。

②注意事项

a. BMI介于24～27.9者以控制饮食和增加体力活动等非药物治疗措施为主；BMI≥28者若非药物治疗措施效果不理想，可考虑在医生指导下加用减肥药物辅助治疗。

b. 减重速度因人而异，以每周0.5～1kg为宜。

c. 初步减重不要超过原体重的15％。

d. 不要采用通过极度饥饿达到迅速减重的方法。

（3）进行有规律的体育锻炼

①措施

a. 根据患者的身体状况、个人喜好和实际条件，选择合适的运动项目，可选择散步、快走、慢跑、骑车、爬山、太极拳、游泳、健身操、跳舞等，不宜选择过于激烈的运动项目。

b. 每周至少锻炼 3～5 次，每次 30 分钟左右。如果持续运动有困难，可分多次进行，每次运动 10～15 分钟，1 日内累计达到 30 分钟即可。

c. 锻炼强度因人而异，以运动后不出现过度疲劳或明显不适为限。可参考运动时适宜心率＝170－年龄。

②注意事项

a. 对于年龄较大者，血压较高或有其他合并症者，应根据具体情况适当减少运动强度，避免运动中发生意外。

b. 急性期或有严重心脑血管疾病患者，暂时不要进行体育锻炼。

c. 应鼓励患者循序渐进、持之以恒。

（4）戒烟

a. 吸烟是个很顽固的不良习惯，不易戒断，且戒断后易复吸，因此应不断地对患者的戒烟效果进行巩固和强化。

b. 药物治疗包括尼古丁替代治疗（NRT）、盐酸安非他酮等。

（5）减轻精神压力，保持平衡心理

a. 建议患者注意劳逸结合，鼓励其参加社交活动，或从事一些有意义的活动。

b. 对于精神压力大、心情抑郁的患者应尽量了解导致其心理紧张的原因，然后有针对性地对其进行心理调节，使之保持乐观、积极的心态，缓解精神紧张。

2. 药物治疗 Albert 等[49]进行的一项大型临床研究表明，ACEI 类降压药物和叶酸在降低心血管事件上具有显著的协同作用（$P＝0.03$）。而确认叶酸预防卒中有效的 HOPE－2 研究中，65％的患者同时使用了 ACEI 类药物，卒中风险显著下降 25％[53]。类似的，在 Zoung[54] 进行的一项多中心、随机对照试验中，90.5％的患者合并降压药物，而叶酸干预组卒中风险下降了55％。这些都为将 ACEI 类与叶酸组成复方用于控制"H 型"高血压，从而降低心脑血管疾病发病率，尤其是卒中发病率提供了初步证据。国家 I 类新药马来酸依那普利叶酸片是目前世界唯一一种通过同时降低血压及血浆 Hcy 来控制"H 型"高血压、预防脑卒中发生的复方化学新药。李建平等[55] 观察了依那普利叶酸片治疗原发性高血压，结果证实在控制高血压和 Hcy 的效果显著优于单纯使用依那普利。新近发表的文章进一步证实由于依那普利叶酸片单一片剂极大提高了患者的依从性，因而其疗效明显。由于依那普利、叶酸两片药物的联合使用，凸显了这种新型复方制剂（可以针对不同危险因素同时干预）重要的临床地位。

我国正在组织的大规模前瞻性随机对照Ⅳ期临床研究，将进一步为依那普利叶酸片治疗"H 型"高血压及预防卒中提供新的证据。

（徐希平　焦　艳　黄　煌　周　静　章成国）

参考文献

1. Ntaios G, Savopoulos C, Grekas D, et al. The controversial role of B-vitamins in cardiovascular risk: An update. Arch Cardiovasc Dis, 2009, 102 (12): 847 - 854.

2. Still RA, Mcdowell IF. ACP Broadsheet No 152: March 1998. Clinical implications of plasma homocysteine measurement in cardiovascular disease. J Clin Pathol, 1998, 51 (3): 183 - 188.

3. Du Vigneaud V. A trail of research in sulfur chemistry and metabolism. Ithaca, NY: Cornell University Press, 1952: 25 - 56.

4. Mann GV, Andrus SB, McNally A, et al. Experiment alatherosclesois in cebus monkeys. J Exp Med, 1953, 98: 195 - 218.

5. Carson NAJ, Neill DW. Metabolic abnormalities detected in a

survey of mentally backward individuals in Northern Ireland. Arch Dis Child, 1962, 37: 505 – 515.

6. Gerritsen T, Vaughn JG, Waisman HA. The identification of homocystine in the urine. Biochem Biophys Res Commun, 1962, 9: 493 – 496.

7. Spaeth GL, Barber GW. Homocystinuria in a mentally retarded child and her normal cousin. Trans Am Acad Ophthal Otolar, 1965, 69: 912 – 930.

8. Case Records of the Massachusetts General Hospital, Case 19471. Marked cerebral symptoms following a limp of three months' duration. N Engl J Med, 1933, 209: 1063 – 1066.

9. Mudd SH, Levy HL, Abeles RH. A derangement in the metabolism of vitamin B12 leading to homocystinuria, cystathioninuria, and methyl malonic aciduria. Biochem Biophys Res Commun, 1969, 35: 121 – 126.

10. Kanwar YS, Manaligod JR, Wong WK. Morphologic studies in a patient with homocystinuria due to 5, 10 – methylenetetrahydrofolate reductase deficiency. Pediatr Res, 1976, 10: 598 – 609.

11. McCully KS, Ragsdale BD. Production of arteriosclerosis by homocysteinemia. Am J Pathol, 1970, 61 (1): 1 – 11.

12. Heydrick SJ, Weiss N, Thomas SR, et al. L-Homocysteine and L-homocystine stereospecifically induce endothelial nitric oxide synthase-dependent lipid peroxidation in endothelial cells. Free Radic Biol Med, 2004, 36 (5): 632 – 640.

13. Seo H, Oh H, Park H, et al. Contribution of dietary intakes of antioxidants to homocysteine-induced low density lipoprotein (LDL) oxidation in atherosclerotic patients. Yonsei Med J, 2010, 51 (4): 526 – 533.

14. Kamath AF, Chauhan AK, Kisucka J, et al. Elevate levels of homocysteine compromise blood-brai barrier integrity in mice.

Blood, 2006, 107: 591-593.

15. Tawakol A, Omalnd T, Gerhard M, et al. Hyperhomocysteinemia is associated with impaired endothelium-dependent vasodilation in humans. Circulation, 1997, 95 (5): 1119-1121.

16. 田清平，刘乃奎，朱燕青，等. 丝裂霉素活化蛋白激酶介导同型半胱氨酸的平滑肌细胞增生. 北京医科大学学报, 1998, 30 (3): 197-198.

17. Schnyder G, Roffi M, Flammer Y, et al. Association of plasma homocysteine with restenosis after percutaneous coronary angioplasty. Eur Heart J, 2002, 23 (9): 726-733.

18. Loscalzo J. Homocysteine-mediated thrombosis and angiostasis in vascular pathobiology. J Clin Invest, 2009, 119: 3203-3205.

19. Sauls DL, Wolberg AS, Hoffman M. Elevated Plasma homocysteine leads to alterations in fibrin clot structure and stability: implications for the mechanism of thrombosis in hyperhomocysteinemia. J Thromb Haemost, 2003, 1 (2): 300-306.

20. Boushey CJ, Beresford SA, Omenn GS, et al. A quantitative assessment of plasma homocysteine as a risk factor for vascular disease. Probable benefits of increasing folic acid intakes. JAMA, 1995, 274 (13): 1049-1057.

21. Kojoglanian SA, Jorgensen MB, Wolde-Tsadik G, et al. Restenosis in Intervened Coronaries with Hyperhomocysteinemia (RICH). Am Heart J, 2003, 146 (6): 1077-1081.

22. 章成国，邵燕，胡学强，等. 血浆同型半胱氨酸水平及其代谢酶基因多态性与脑梗死的关系. 中华神经科杂志, 2003, 36 (5): 359-362.

23. 邵燕，章成国，胡学强. 血浆同型半胱氨酸及其酶基因多态性与老年脑梗死的关系. 临床神经病学杂志, 2006, 19: 22-24.

24. 周宪梁，胡爱华，惠汝太，等. MTHFR基因多态性及血浆同型半胱氨酸水平与脑卒中的关系. 中华心血管杂志，1999，27（2）：121－123.

25. 樊东升. 预防脑卒中要重视对高 Hcy 水平的控制. 脑血管疾病杂志，2003，2（2）：59.

26. 王战坤，郑良荣，王兴祥，等. Hcy 与冠状动脉病变的相关性. 中华急诊医学杂志，2003，12（11）：752－754.

27. Malinow MR, Bostom AG, Krauss RM. Homocysteine, diet, and cardiovascular disease: A statement for healthcare professionals from the Nutrition committee, American Heart Association [AHA Science Advisory]. Circulation, 1999, 99: 178－182.

28. 章成国，邵燕，谭永韶，等. 急性脑梗死患者血浆高半胱氨酸浓度与颈动脉粥样硬化的相关性. 中国临床康复，2004，8（10）：1886－4629.

29. Guilliams TG. Homocyateine-A risk factor for vascular diseases: guidelines for the clinical practice, 2004, 7 (1): 11－24.

30. Spence JD. Patients with atherosclerotic vascular disease: how low should plasma homocyst (e) ine levels go? Am J Cardiovasc Drugs, 2001, 1 (2): 85－89.

31. Toole JF, Malinow MR, Chambless LE, et al. Lowering homocysteine in patients with ischemic stroke to prevent recurrent stroke, myocardial infarction, and death: the Vitamin Intervention for Stroke Prevention (VISP) randomized controlled trial. JAMA, 2004, 291: 565－575.

32. Spence JD, Bang H, Chambless LE, et al. Vitamin intervention for stroke prevention trial. An efficacy analysis. Stroke, 2005, 36: 2404－2409.

33. Arauz A, Hoyos L, Cantu C, et al. Mild hyperhomocysteinemia and low folate concentrations as risk factors for cervical arterial dissection. Cerebrovasc Dis, 2007, 24 (2－3): 210－214.

34. Sacco RL, Adams R, Albem G, el al. Guidelines for preven-

tion of stroke in patients with ischemic stroke or transient ischemic attack. Circulation, 2006, 113: e409 - e449.

35. Sun Y, Chien KL, Hsu HC, et al. Use of serum homocysteine to predict stroke, coronary heart disease and death in ethnic Chinese. Circ J, 2009, 73: 1423 - 1430.

36. 胡大一, 徐希平. 有效控制"H 型"高血压——预防卒中的新思路. 中华内科杂志, 2008, 47 (12): 976 - 977.

37. Yang Q, Botto LD, Erickson JD, et al. Improvement in stroke mortality in Canada and the United States, 1990to2002. Cir-culation, 2006, 113 (10): 1335 - 1343.

38. Mark SD, Wang W, Fraumeni JF Jr, et al. Lowered risks of hypertension and cerebrovascular disease after vitamin/mineral supplementation: the Linxian nutrition intervention. Am J Epidemiol, 1996, 143 (7): 658 - 664.

39. Saponsnik G, Ray JG, Sheridan P, et al. Homocysteine-lowering therapy and stroke risk, severity, and disability: additional findings from the HOPE 2 trial. S troke, 2009, 40 (4): 1365 - 1372.

40. Wang X, Qin X, Demirtas H, et al. Efficacy of folic acid supplementation in stroke prevention: a meta-analysis. Lancet, 2007, 369: 1876 - 1882.

41. Jacobsen DW, Gatautis VJ, Green R, et al. Rapid HPLC determination of total homocysteine and other thiods in serum and plasma: sex differences and correlation with cobalamin and folate concentrations in healthy subjects. Clin Chem, 1994, 40 (6): 873 - 881.

42. Selhub J, Jacques P F, Wilson P W F, et al. Vitamin status and intake as primary determinants of homocysteinemia in an elderly population. JAMA, 1993, 270: 2693 - 2698.

43. Accinni R, Campolo J, Bartesaghi S, et al. High-performance liquid chromatographic determination of total plasma homocys-

缺血性脑卒中与五大危险因素

teine with or without internal standards. J Chromatogrm,
1998，828（1-2）：397-400.

44. Zhao D，Liu J，Wang W，et al. Epidemiological transition of
    stroke in China：twenty-one-year observational study from the
    Sino-MONICA-Beijing Project. Stroke，2008，39（6）：
    1668-1674.

45. 胡大一，徐希平. 有效控制"H型"高血压——预防卒中的新
    思路. 中华内科杂志，2008，47（12）：976-977.

46. Emberson J，Whincup P，Morris R，et al. Evaluating the im-
    pact of population and high -risk strategies for the primary pre-
    vention of cardiovascular disease. Eur Heart J，2004，25（6）：
    484-491.

47. Jemal A，Ward E，Hao Y，et al. Trends in the leading cau-
    ses of death in the United States，1970-2002. JAMA，2005，
    294：1255-1259.

48. Graham IM，Daly LE，Refsum HM，et al. Plasma homoey-
    steine as a risk factor for vascular disease. The European Con-
    certed Action Project. JAMA，1997，277（22）：1775-1781.

49. Albert CM，Cook NR，Gaziano JM，et al. Effect of folic acid
    and B vitamins on risk of cardiovascular events and total mor-
    tality among women at high risk for cardiovascular disease：a
    randomized trial. JAMA，2008，299（17）：2027-2036.

50. 叶德寿、李英、李东野，等. 血浆高半胱氨酸与原发性高血压
    的流行病学研究. 临床心血管病杂志，2005，21（9）：536-538.

51. Yusuf S，Hawken S，Ounpuu S，et al. Effect of potentially
    modifiable risk factors associated with myocardial infarction in
    52 countries（the INTERHEART study）：case-control study.
    Lancet，2004，364（9438）：937-952.

52. Mancia G，De Backer G，Dominiczak A，et al. ESH/ESC 2007
    Guidelines for the management of arterial hypertension. Rev
    Esp Cardiol，2007，60（9）：968. e1-94.

53. Lonn E, Yusuf S, Arnold MJ, et al. Heart Outcomes Prevention Evaluation (HOPE) 2 Investigators. N Engl J Med, 2006, 354 (15): 1567 - 1577.

54. Zoung ASS, Mc Grath BP, Branlery P, et al. Cardiovascular morbidity and mortality in the Atherosclerosis and Folic Acid Supplementation Trial (ASFAST) in chronic renal failure: a multicenter, randomized, controlled trial. J Am Coll Cardiol, 2006, 47 (6): 1108 - 1116.

55. 李建平, 霍勇, 刘平, 等. 马来酸依那普利叶酸片降压、降高半胱氨酸的疗效和安全性. 北京大学学报（医学版）, 2007, 39 (6): 614 - 618.

缺血性脑卒中与五大危险因素

第五章
高尿酸血症与缺血性脑卒中

第一节 尿酸与高尿酸血症概述

一、尿酸与高尿酸血症

尿酸（uric acid，UA）是体内嘌呤代谢的最终产物，主要由细胞代谢分解的核酸和其他嘌呤类化合物经酶的作用分解而来，其次由食物中的嘌呤经酶的作用分解而来。人体中尿酸 80％来源于内源性嘌呤代谢，仅 20％来源于富含嘌呤或核酸蛋白的食物。尿酸分子量为 168，是一种弱酸，溶解度低。

尿酸不能被人体利用，在正常人体液 pH 为 7.4 的环境中以钠盐的形式存在，98％呈尿酸根的游离状态。血清尿酸在 37℃的饱和浓度约为 420μmol/L（7mg/dl），高于此值即为高尿酸血症（hyperuricemia，HUA），但有性别和年龄的差异；在酸性液体中呈尿酸形式，最大饱和浓度降低到 380μmol/L（6.4mg/dl）。

当血尿酸浓度过高和（或）在酸性环境下，体液中超过溶解度的尿酸盐或尿酸将成为针状或不定形结晶析出，沉积到关节滑囊、软骨、肾或皮下等组织中，造成组织病理学改变，导致痛风性关节炎、痛风石、痛风性肾病和尿酸性肾结石及心脑血管疾病[1-2]。

二、高尿酸血症流行病学

在欧美地区，高尿酸血症患病率为 2％～18％，患病率随着国家经济水平的提高而增加，与糖尿病、高脂血症有着相似的流行趋势，提示高尿酸血症与生活方式密切相关。我国在 20 世纪 80 年代初期进行的人群调查显示，高尿酸血症的患病率男性为 4％，女性为 3%[3]。90 年代后期，山东省的人群调查显示，高尿酸血症的患病率男性为 5.79%，女性为 2.44%[4]。近年来我国高尿酸血症的患病率呈直线上升，2004 年山东沿海居民高尿酸血症患病率为 13.19%，其中男性为 18.32%，女性为 8.56%[6]。2006 年济南地区高尿酸血症的患病率男性为 6.4%，女性为 2.1%[5]。2007 年舟山市高尿酸血症的患病率男性为 32.4%，女性为 9.5%[7]。2009 年广东中山市高尿酸血症的患病率男性为 49.67%，女性为 10.04%[8]。南方和沿海经济发达地区高尿酸血症的患病率较高，这可能与该地区经济发展快、生活方式和饮食结构改变有关。根据近年来各地高尿酸血症患病率的报道，保守估计目前我国约有高尿酸血症患者 1.2 亿，约占总人口的 10%。随着年龄的增长，高尿酸血症患病率也在逐步增高，中老年男性和绝经后女性高发，而近年来高尿酸血症的发病有年轻化趋势[9-10]。

三、尿酸的代谢与途径

人体细胞新陈代谢或食物经消化吸收后，释放出的核蛋白分解成核酸，核酸解聚为核苷酸，以后可根据身体代谢需要合成细胞内新的核酸，组成 RNA 或 DNA，也可以经代谢途径转化为尿酸，排出体外。核苷酸包括两类——嘌呤核苷酸和嘧啶核苷酸。嘌呤核苷酸（次黄嘌呤核苷酸、鸟苷酸、腺苷酸）在酶的作用下脱去磷酸成为嘌呤核苷，再经磷酸化酶催化，脱去戊糖转变为嘌呤碱。嘌呤碱及嘌呤核苷经水解、脱氨及氧化等作用后，最终产物是尿酸。

每日代谢产生的尿酸约 2/3 由尿排出，其余 1/3 经肝排入肠腔，由肠道排出，或在肠腔内被细菌分解排出体外，体内分解量不超过 2%。正常情况下，人体每天尿酸的产生和排泄基本保持动态平衡，凡是影响血尿酸生成和（或）排泄的因素均可以导致血尿酸水平升高[1,2]。

尿酸的生理功能尚不明确，曾被认为是一种没有生理意义的嘌呤代谢产物[11]，也有人认为尿酸可能具有抗氧化作用，能够维持内皮一氧化氮合酶的活性，进而保护血管内皮功能[1,12-13]。但近年的研究显示，血尿酸水平与胰岛素抵抗、心脑血管病的发生率和病死率有关[11]。

四、血尿酸的正常值

正常男性为 $150\sim380\mu mol/L$（$2.5\sim6.4mg/dl$），女性为$100\sim300\mu mol/L$（$1.6\sim5.0mg/dl$），更年期后接近男性。

测定方法：取血清标本，采用尿酸氧化酶法测定。由于血尿酸受多种因素影响，存在波动性，应反复监测。

第二节　高尿酸血症的病因

高尿酸血症与痛风（gout）是嘌呤代谢障碍引起的代谢性疾病。其病因主要为尿酸排泄减少与尿酸生成过多，导致血中尿酸增高。高尿酸血症分为原发性和继发性两大类，前者多由先天性嘌呤代谢异常所致，与多基因遗传缺陷有关；后者则由某些系统性疾病或者药物引起。

一、尿酸排泄减少

尿酸排泄障碍是引起高尿酸血症的重要因素，包括肾小球滤过减少、肾小管重吸收增多、肾小管分泌减少以及尿酸盐（monosodium urate，MSU）结晶沉积。80％～90％的高尿酸血症具有尿酸排泄障碍，且以肾小管分泌减少最为重要。肾小球滤出的尿酸98％～100％由近端肾小管吸收回血液循环，再由较远端部分分泌出来，最后从尿中排出的尿酸约等于肾小球滤出量的 6％～10％。因此，任何影响肾小球滤过率、降低肾血流量或损害肾小管排泄功能的遗传性疾病、药物或代谢障碍性疾病都会导致尿酸排泄减少。例如，慢性肾小球肾炎、肾衰竭、限盐入量、脱水及重金属铅、铍对肾小管的损害等；抑制肾小管分泌尿酸的甲状腺功能减退、甲状旁腺功能亢进、酸中毒；使用乙胺丁醇、吡嗪酰胺、利尿剂、酒精过量、高脂肪摄入、多囊肾、肥胖、妊娠中毒症、小剂量阿司匹林、碱性泻药、左旋多巴等。

二、尿酸生成增多

主要由酶的缺陷所致：①磷酸核糖焦磷酸（5 - phosphorlbo-syl-alpha - 1 - pyrophosphat，PRPP）合成酶活性增高，致 PRPP 的量增多，产生过多的次黄嘌呤核苷酸，导致最后产物尿酸增多；②磷酸核糖焦磷酸酰基转移酶（PRPP amidotransferase，PRPPAT）的浓度或活性增高，对 PRPP 的亲和力增强，降低对嘌呤核苷酸负反馈作用的敏感性；③次黄嘌呤-鸟嘌呤磷酸核糖转移酶（hypo-xanthine-guanine phosphoribsyltansferase，HGPRT）部分缺乏，使鸟嘌呤转变为鸟嘌呤核苷酸及次黄嘌呤转变为次黄嘌呤核苷酸减少，以致对嘌呤代谢的负反馈作用减弱，减少了两种嘌呤合成核酸的再利用；④黄嘌呤氧化酶（xanthine oxidase，XO）活性增加，不仅使次黄嘌呤转化为黄嘌呤加速，而且使黄嘌呤转化为尿酸加速；⑤其他酶的缺陷，如葡萄糖 - 6 - 磷酸酶活性减低等。前 3 种酶缺陷证实可引起痛风，且为 X 伴性连锁遗传。

继发性尿酸生成过多主要见于各种核酸代谢亢进的疾病及细胞增殖或破坏加速的疾病，如白血病、真性红细胞增多症、溶血性贫血、多发性骨髓瘤或淋巴瘤（尤其在化疗后或化疗过程中）等，也可见于心肌梗死、银屑病等疾病。

尿尿酸正常值为 $1.2\sim2.4$ mmol（$200\sim400$ mg），每日尿酸排出量超过 3.57mmol（600mg）可认为是尿酸生成增多。尿尿酸的测定：限制嘌呤饮食 5 天后，留取 24 小时尿，采用尿酸氧化酶法测定。

第三节　高尿酸血症的危害

由于体液中超过溶解度的尿酸盐或尿酸成为结晶析出，沉积到关节滑囊、肾或其他组织中，造成组织病理改变，高尿酸血症可导致痛风性关节炎、痛风性肾病及心脑血管疾病。近年的研究表明，原发性高尿酸血症不仅是痛风最重要的生化基础，而且常与肥胖、糖代谢异常、脂代谢紊乱、高血压以及心脑血管病伴发，它们之间的关系密切，已成为威胁人类健康的严重代谢性疾病。

一、高尿酸血症与脑血管疾病危险因素

研究证实，高尿酸血症与肥胖、高血压、血脂代谢异常（特别是高密度脂蛋白胆固醇水平低、高甘油三酯血症、高总胆固醇血症）、胰岛素抵抗和高胰岛素血症有关[14-16]。

1. 高尿酸血症与高血压　　高尿酸血症常与高血压伴发。近 20 年来，国外多个研究显示高尿酸血症常与高血压密切相关[17-18]。Johan Sundstrom 等[17]对 3000 多名社区人群为期 4 年的跟踪调查研究发现，血清尿酸水平是高血压发病及进展的独立预测因素；意大利奥利维蒂心脏研究显示，在校正了年龄、体质量指数（BMI）、血清总胆固醇和三酰甘油后，血尿酸水平与高血压发展呈独立的正相关[18]，高血压发病随血尿酸水平增高而增高；Daniel I. Feig 等[19]研究提示，尿酸可能在原发性高血压的早期发病机制中起作用。国内多个研究也显示血尿酸增高与高血压密切相关，高尿酸血症是高血压发病的独立危险因素。张红叶等[20]对 1480 名中年人血清尿酸与 4 年后血压变化的研究发现，男性血清尿酸对血压升高及高血压发病是个独立于体质量指数、吸烟和饮酒的危险因素；王德光等[21]研究显示，高尿酸血症与较高的血压水平有关，是高血压的独立危险因素[21]。但是到目前为止，尚未有充分证据证实高尿酸血症是高血压的病因。

2. 高尿酸血症与糖尿病　　高尿酸血症与 2 型糖尿病关系密切，2 型糖尿病常合并高尿酸血症。研究发现，2 型糖尿病患者血尿酸水平显著高于非糖尿病患者。在有糖尿病危险因素的人群中，糖耐量异常者血尿酸水平亦高于糖耐量正常人群，而高尿酸血症患者糖尿病的发生率显著高于正常血尿酸人群。

一项关于血清尿酸水平与糖尿病风险的研究——Rotterdam 研究随访了 4536 名参与者，平均随访 10.1 年，结果显示高尿酸血症是 2 型糖尿病的危险因素[22]。

合并高尿酸血症的 2 型糖尿病患者发生高血压、高脂血症、肾功能不全的比例更高，更具有胰岛素抵抗倾向。曹雪霞等[23]对 586 名 2 型糖尿病患者的研究发现，高尿酸血症组的冠心病、脑血管

病、颈动脉斑块、下肢动脉斑块、视网膜病变、肾脏病变和神经病变发病率均较尿酸正常组升高，高尿酸血症可加速 2 型糖尿病患者肾脏病变的发生和发展，高尿酸血症可能通过炎性相关因子引起血管内膜增厚和斑块形成，导致大血管及微血管病变的发生。

3. 高尿酸血症与血脂和载脂蛋白代谢异常　　高尿酸血症可引起血脂和载脂蛋白（Apo）代谢异常。高尿酸血症引起血脂和 Apo 代谢异常的机制可能是尿酸盐在肾沉积引起肾功能减退，导致高密度脂蛋白大量排出，ApoA 降低，低密度脂蛋白大量堆积，使 ApoB 代谢受阻，结果 ApoA/ApoB 比例下降[24]。

Conen 等[25]研究显示无论是男性还是女性，血清尿酸与血清三酰甘油密切相关。邵继红等[26]研究显示高三酰甘油是高尿酸血症的独立危险因素。日本一项对 30～54 岁的男性办公室工作者连续随访 6 年的前瞻性研究发现，肥胖、高血压和高三酰甘油是发生高尿酸血症的独立预测因素[27]。

4. 高尿酸血症与代谢综合征　　多项流行病学调查显示，大部分代谢综合征（metabolicsyndrome，MS）患者同时合并高尿酸血症，而高尿酸血症又常与代谢综合征的各项指标伴发。代谢综合征是多种代谢成分异常聚集的病理状态，包括：①肥胖或超重；②血脂异常（高甘油三酯血症及高密度脂蛋白胆固醇低下）；③高血压；④高血糖。这些成分聚集出现在同一个体中，使患心脑血管疾病的风险大为增加。Lee J 等[14]研究表明，血清尿酸与代谢综合征有关；寿芳等[28]的一项研究表明，高尿酸血症增加了代谢综合征的患病率，是代谢综合征的一个危险因素。

高尿酸可以引起胰岛素抵抗，胰岛素抵抗是产生代谢综合征的中心环节。一般来说，胰岛素抵抗是指胰岛素促进葡萄糖利用能力的下降。由于葡萄糖利用减少引起血糖水平升高，继而胰岛素代偿性增多，表现为高胰岛素血症，这是胰岛素抵抗的直接表现。高脂血症和肥胖的发生与胰岛素抵抗造成脂质代谢障碍有关，胰岛素抵抗使糖酵解过程以及游离脂肪酸代谢过程中血尿酸和三酰甘油生成增加，导致高尿酸血症和高甘油三酯血症。胰岛素抵抗还通过对内皮功能的损害，加速动脉粥样硬化的进程。

总之，高尿酸血症与高血糖、高胰岛素血症、高血压、高脂血症、冠心病和脑卒中等具有一个共同的发病土壤，它们之间有着直接或间接的联系，互为因果、恶性循环，加重和加速动脉硬化、冠心病的发生和发展，增加发生缺血性脑卒中的风险。

二、高尿酸血症与动脉粥样硬化

　　多项研究显示，高尿酸血症与动脉粥样硬化有关，高尿酸血症能促进动脉粥样硬化形成。徐红等[29]体外研究证实，尿酸盐能引起血管内皮细胞细胞间黏附分子－1表达增加，从而证明尿酸盐能直接作用于人的血管内皮细胞，促进动脉粥样硬化的形成。

　　一般来说，颈动脉可作为了解冠状动脉及全身其他动脉硬化的"窗口"。麦垚等[30]研究发现，血尿酸水平与颈动脉内膜-中层厚度（IMT）呈正相关。张志国[31]的研究发现，血尿酸水平与颈动脉硬化斑块评分呈正相关。李春等[32]研究发现，血尿酸为脑梗死患者颈动脉粥样硬化斑块的独立危险因素。沈静[33]关于老年高血压患者颈动脉粥样硬化程度与血尿酸水平相关性的研究显示，血尿酸与颈动脉粥样硬化的程度有关，血尿酸升高是动脉粥样硬化的危险因素。

　　国外一项对5115名无症状青年人的研究报道显示，高尿酸血症是动脉粥样硬化的独立危险因素[34]。Kawamoto等[35]对无代谢综合征的男性研究发现，高尿酸血症是颈动脉粥样硬化的独立危险因素。

　　高尿酸血症致动脉粥样硬化是多种因素的结果，可能通过以下机制对动脉粥样硬化的形成发挥效应：尿酸盐结晶析出后沉积于血管壁，引起局部炎症，直接损伤了血管内膜，引起动脉粥样硬化；尿酸还能激活血小板，使5-羟色胺、ADP等血管活性物质释放增多，破坏血管内皮细胞而加速脂质沉积；同时尿酸水平的升高还可促进LDL－C的氧化和脂质的过氧化，使氧自由基生成增加，并促进血小板黏附性增加，促进血小板聚集，促进血栓形成[36]。

三、高尿酸血症与脑血管疾病

　　多项研究显示，高尿酸血症与脑血管疾病密切相关，是脑卒中的重要危险因素[36-38]。

1. 高尿酸血症是急性脑卒中的独立危险因素 多项研究表明，高尿酸血症是急性脑卒中的独立危险因素。为了探讨血尿酸与冠心病、卒中之间的关系，一项大型的前瞻性研究——Rotterdam 研究以 1990 年至 1993 年为基线，对 4385 名年龄≥55 岁、无脑卒中和冠心病的参与者平均随访 8.4 年，结果发现高尿酸血症水平与心肌梗死和脑卒中的风险有关，尿酸是心肌梗死和脑卒中的强危险因素[39]。Lehto 等[40]通过对 1017 例非胰岛素依赖型糖尿病患者 7 年的随访研究发现，高尿酸血症患者发生脑卒中的危险性比低尿酸血症患者高 1.93 倍，在校正所有的心血管危险因素后，高尿酸血症是中年非胰岛素依赖型糖尿病患者发生脑卒中的一个强预测指标。Weir 等[41]研究亦发现高尿酸是卒中预后不良及卒中后发生血管事件的独立预测因素之一。

国内大多数流行病学调查亦显示，血尿酸水平与脑血管疾病的发生有关，尿酸增高者并发急性脑血管病的机会增多，高尿酸血症是脑卒中的危险因素之一[42-46]。陈利明等[47]研究显示，血尿酸水平升高是脑血管疾病发生的重要危险因素，高尿酸血症与脑血管疾病之间存在正相关性。陈立杰[48]研究报道，高尿酸血症与脑梗死的发病呈正相关，血尿酸水平越高，患脑梗死的风险越大。

但是也有研究认为，在校正了已知的心脑血管病危险因素后，尿酸并不是心脑血管病的独立危险因素，其起到的作用可能只是通过其他危险因素而促进心脑血管疾病的发生[13]。Framingham 心脏研究结果表明，尿酸在冠心病发生、心血管疾病死亡或全因死亡中并没有因果作用[49]。

2. 血尿酸水平与脑卒中病情严重程度及预后的关系 多项研究发现，患者血尿酸水平增高与脑梗死的发生和严重程度有密切关系，高尿酸水平与急性脑卒中患者预后不良有关[50-51]。谭来勋等[52]研究发现，血尿酸水平与急性脑血管病病情严重程度、预后呈较好的平行关系，即血尿酸水平高者病情较重、预后较差。最近我国台湾进行了一项前瞻性临床研究——中国队列研究，该研究对41 879例男性和48 514 例女性平均随访 8 年，结果显示高尿酸血症是我国台湾普通人群、低危和高危人群中全因死亡、总的心血管事件和缺血性脑卒中死亡的独立危险因素[53]。

但也有对高尿酸血症与脑卒中和死亡危险关系的调查显示，血尿酸水平增高与脑血管病预后无明显关系。孙凯等[13]对2000例脑卒中患者的研究发现，血清尿酸水平的高低与脑卒中的预后无明显关系。甚至有研究指出，高尿酸血症是脑卒中的保护因素，血清尿酸水平高的患者预后较好[13,54]。

究竟血尿酸水平对于脑血管病有害还是有利，还存在争议。大多数观点认为高尿酸血症是急性脑血管病的危险因素，国内其他有关血尿酸水平与脑血管病相关的报道结论也有差异，可能与所取研究对象及方法不一有关[24,55-59]。

血尿酸在脑卒中神经功能缺损改善过程中起着什么样的作用，目前国内外相关研究还较少。目前将血尿酸水平增高看做是缺血性脑血管病预后不良的一个危险信号可能为时尚早；是否可以通过降低血尿酸进而减少脑血管疾病的发生，目前还缺乏干预实验来证实。鉴于存在这些争论，有必要进行更多大规模前瞻性双盲随机对照的临床实验。血尿酸水平与脑血管病的关系值得医学工作者进一步探讨。血尿酸是脑血管疾病患者的一项重要生化指标，在临床诊治工作中，将血尿酸检测作为常规生化检验项目，有利于发现高尿酸血症，及时控制血尿酸水平，对评价脑血管病的疗效及预后有一定的临床意义。

3. 高尿酸血症导致脑血管疾病的机制　高尿酸血症导致脑血管疾病的具体机制尚未明确，其可能的机制[11,36,46,48,50,52,60-62]包括：

（1）高尿酸水平与脂蛋白代谢异常、高血压和高血糖等已知危险因素相互影响，促进包括颈动脉在内的动脉粥样硬化形成；

（2）尿酸是一种水溶性物质，在血液中物理溶解度很低。高尿酸血症时，尿酸结晶易析出，沉积于血管壁，直接损伤血管内膜并与IgG结合，引起炎性反应。通过IgG的免疫球蛋白受体FC（Fiber Connector）受体激活血小板和凝血功能，促进血小板黏附、聚集，形成血栓；尿酸还可激活血小板使5-羟色胺、ADP等血管活性物质释放增多，破坏血管内皮细胞而加速脂质沉积；同时血尿酸增高还可促进低密度脂蛋白的氧化和脂质的过氧化，促进氧自由基产生增加，并促进血小板的黏附、聚集。

（3）在血栓形成早期促使血小板聚集血栓形成。

（4）尿酸盐结晶沉积在血浆中，使血液黏度增高。

（5）高尿酸血症可能通过嘌呤代谢促进血栓形成。

第四节　高尿酸血症的危险因素

高尿酸血症与年龄、性别、地区分布、种族和遗传有一定关系。高龄、男性、一级亲属中有高尿酸血症史、有静坐的生活方式、存在心血管危险因素及肾功能不全者易发生高尿酸血症；进食高嘌呤食物如海鲜、动物内脏等，饮酒以及剧烈体育锻炼均可使血尿酸增加；长时间应用某些药物可导致血尿酸增高[9]。研究显示，高甘油三脂、饮酒、肥胖、高血糖是高尿酸血症的独立危险因素[26]。

一、引起血尿酸增高的疾病

任何影响肾小球滤过率或降低肾血流量、损害肾小管排泄功能的遗传性疾病、药物、代谢障碍性疾病都会导致尿酸排泄减少。例如慢性肾小球肾炎、肾衰竭、重金属铅、铍对肾小管的损害等。

抑制肾小管分泌尿酸的疾病，例如甲状腺功能减退、甲状旁腺功能亢进、酸中毒、酒精过量、高脂肪摄入和妊娠中毒症等。

各种核酸代谢亢进的疾病及细胞增殖或破坏加速的疾病，如白血病、真性红细胞增多症、溶血性贫血、多发性骨髓瘤或淋巴瘤（尤其在化疗后或化疗过程中）等。也可见于心肌梗死、银屑病等疾病。

二、引起血尿酸增高的药物

1. 利尿剂如呋塞米、氢氯噻嗪，含有利尿剂成分的降压药如复方降压片；

2. 抗结核药如吡嗪酰胺和乙胺丁醇；

3. 肿瘤化疗药物如 6-巯基嘌呤、硫唑嘌呤；

4. 免疫抑制剂如环孢素等；

5. 烟酸；

6. 小剂量阿司匹林；

7. 维生素 C；

8. 喹诺酮类药物如诺氟沙星、环丙沙星、氧氟沙星等；

9. 左旋多巴；

10. 肌苷；

11. 降糖药如格列本脲、格列美脲、格列齐特等磺脲类降糖药，双胍类降糖药，胰岛素；

12. β受体阻断剂如普萘洛尔；

13. 皮质激素。

三、引起血尿酸增高的食物

高嘌呤食物包括肝、肾、胰、脑、心脏等内脏（如猪肝、牛肝、牛肾、猪小肠、脑、胰），肉馅、肉禽类浓汤（如浓肉汁、浓鸡汤、肉汤、火锅汤），禽类中的鹅、鹧鸪，海鲜类中的鲭鱼、大比目鱼、鱼卵、小虾、牡蛎、带鱼、沙丁鱼、凤尾鱼、鱼干；中量嘌呤食物是指除前述以外的肉类，以及禽类、贝壳类、干豆类、菠菜、扁豆、芦笋、蘑菇；低嘌呤食物包括米面类及其制品，乳类及其制品，鸡蛋、鸭蛋及其制品，除前述以外的蔬菜、水果、硬壳果类（花生、核桃、杏仁）、油脂类、调味品、茶、咖啡、巧克力、橄榄。进食过多高嘌呤食物如肉类、海鲜、动物内脏、浓肉汤以及饮酒（啤酒、白酒）容易导致高尿酸血症。

第五节　高尿酸血症的治疗

目前，对无症状高尿酸血症合并多种心脑血管危险因素或心脑血管疾病时是否给予降尿酸治疗，还没有一致的意见。降尿酸治疗能否成为一个降低心脑血管终点事件的有效措施还缺乏确切的循证医学证据。治疗的目的是使血尿酸维持在正常水平。

一、改善生活方式

生活方式改变是高尿酸血症防治的关键，包括健康饮食、戒烟酒、坚持运动和保持理想体重。

1. 健康饮食　应采用低热能膳食，保持热量均衡分配，饥饱不宜过度，保持理想体重。有学者建议，每日嘌呤摄取量应在100～150mg以内。各种谷类制品、水果、蔬菜、牛奶、奶制品、鸡蛋等含嘌呤较少，以下为含嘌呤较少的食物（每100g食物中嘌呤含量＜50～150mg）：主食如大米、面粉、面条、面包；蔬菜如土豆、芋头、白菜、芹菜、空心菜、韭菜、苦瓜、冬瓜、丝瓜、去籽番茄、南瓜、茄子、萝卜、洋葱、木耳；水果如橙、橘、苹果、西瓜、香蕉；动物性食物如鸡蛋、鸭蛋、牛奶、酸奶、猪血、猪皮、海参、海藻；干果类如红枣、葡萄干、蜂蜜、瓜子、杏仁、莲子、花生、枸杞等。

增加碱性食物摄取可以使尿液的 pH 升高，有利于尿酸盐的溶解，多食用素食为主的碱性食物：含有较多钠、钾、钙、镁等元素的食物，在体内氧化生成碱性离子，如各种蔬菜、水果、鲜果汁、马铃薯、甘薯、海藻、紫菜等。西瓜与冬瓜属碱性食物，且有利尿作用，对痛风治疗有一定的疗效。避免摄入高嘌呤食物，严格控制肉类、海鲜、动物内脏等食物的摄入。由于蛋白质在体内具有特殊作用，摄食过多蛋白质，可使内生性尿酸增加，故亦应适当限制。

2. 液体摄入量充足　液体摄入量充足可增加尿酸溶解，有利于尿酸排出，预防尿酸性肾结石，每日液体摄入总量应达 2000ml 以上，饮料以普通开水、淡绿茶水、矿泉水、汽水和果汁等为宜。浓茶、咖啡、可可等饮料可能引起痛风发作，故应避免[63]。

3. 戒烟酒　戒烟及严格戒饮各种酒类，因为乙醇可抑制糖异生，使血乳酸和酮体浓度升高，乳酸和酮体可抑制肾小管分泌尿酸，降低尿酸的排泄，导致体内尿酸升高。也有研究认为乙醇能促使腺嘌呤核苷转化，使尿酸合成增加。啤酒含有大量的嘌呤，为尿酸的合成提供了大量的原料。

4. 坚持运动，控制体重　每日中等强度运动应在 30 分钟以上。

肥胖者应减轻体重，使体重控制在正常范围。

二、避免诱因

避免暴饮暴食、受凉受潮、过度疲劳。高尿酸血症患者避免应用使血尿酸升高的药物如某些利尿剂（尤其是噻嗪类）、小剂量阿司匹林、皮质激素、胰岛素、环孢素、尼古丁、吡嗪酰胺、烟酸等。有需要服用小剂量阿司匹林的高尿酸血症患者，建议碱化尿液、多饮水。

三、治疗与血尿酸升高相关的代谢性危险因素

需同时积极治疗伴发的高脂血症、高血糖、高血压病、冠心病、脑血管病等。

四、药物治疗

降低血尿酸的药物分为两类：促进尿酸排泄的药物和抑制尿酸生成的药物，二者均有肯定的疗效。

1. 促进尿酸排泄的药物　此类药物能抑制近端肾小管对尿酸的主动重吸收，以利于尿酸排泄。肾功能正常、无尿路结石及尿酸性肾病的患者可选用下列排尿酸药，如苯溴马隆、丙磺舒、苯磺唑酮等。苯溴马隆可用于肌酐清除率（Ccr）>20 ml/min 的肾功能不全患者。

丙磺舒用法：0.25 克/次，每日 2 次，渐增至 0.5 g，每日 3 次，每日最大剂量2g。主要副作用：胃肠道反应、皮疹、骨髓抑制等。对磺胺过敏者禁用。

苯磺唑酮用法：50 毫克/次，每日 2 次，渐增至 100 mg，每日 3 次，每日最大剂量 600 mg。主要副作用：胃肠道反应、皮疹、骨髓抑制等，偶见肾毒性反应。本药有轻度水钠潴留作用，慢性心功能不全者慎用。

苯溴马隆（商品名：痛风利仙）用法：50 毫克/次，每日 1 次，渐增至 100 mg，每日 1 次。主要副作用：胃肠道反应如腹泻，偶见皮疹、粒细胞减少。

注意事项：①用药期间应服用碱性药物以碱化尿液，可用碳酸氢钠1~2克/次，每日3次，使尿pH保持在6.2~6.8，有利于尿酸盐结晶溶解和从尿液排出，同时大量饮水，增加尿量，保证每日饮水量在1500ml以上。如果尿液过碱，可形成钙质结石。②注意监测肝肾功能。③该类药物由于促进尿酸排泄，可能引起尿酸盐晶体在尿路沉积，有尿酸结石的患者属于相对禁忌证。

2. 抑制尿酸合成的药物　可抑制黄嘌呤氧化酶，阻断黄嘌呤转化为尿酸，减少尿酸生成。用于尿酸产生过多型的高尿酸血症或不宜使用促尿酸排泄药者，也可用于继发性痛风。代表药物为别嘌醇。

别嘌醇用法：100毫克/次，每日1次，渐增至100~200mg，每日3次，每日最大剂量不超过600mg。主要副作用：胃肠道反应、皮疹、药物热、骨髓抑制、肝肾功能损害等，偶有严重的毒性反应。过敏为别嘌醇常见的不良反应，严重过敏者甚至会致死，应禁用。注意事项：服用时同样需要多饮水、碱化尿液。对于肾功能不全者，应减量使用。服用期间定期检查肝肾功能、血常规，肝肾功能和血细胞进行性下降时停用。严重肝功能不全和明显血细胞低下者禁用。

3. 碱性药物　碳酸氢钠可碱化尿液，使尿酸不易在尿中积聚形成结晶，还有增加尿酸排出和降低血尿酸的作用。可用碳酸氢钠1~2克/次，每日3次。长期大量服用可致代谢性碱中毒，并且因钠负荷过高引起水肿[2,9,10]。

（曾桃伦　章成国）

参考文献

1. 卫生部继续医学教育委员会. 国家级继续医学教育项目系列教材选编（内分泌学分册）. 吉林：长春出版社，1999：120-126.
2. 陆再英，钟南山. 内科学. 7版. 北京：人民卫生出版社，2008：830-834.
3. 方圻，游凯，林其燧，等. 中国正常人血尿酸调查及其与血脂的关系. 中华内科杂志，1983，22（7）：434-438.

4. 姜宝法，张源潮，徐晓菲，等. 山东沿海地区痛风和高尿酸血症的流行病学调查. 中国公共卫生，1999，15（3）：205.

5. 温晓燕，路方红，杨建民，等. 济南市居民高尿酸血症及影响因素分析. 中国公共卫生，2007，23（12）：1520-1522.

6. 苗志敏，赵世华，王颜刚，等. 山东沿海居民高尿酸血症及痛风的流行病学调查. 中华内分泌代谢杂志，2006，22（5）：421-425.

7. 袁惠萍，胡晓斐，刘晓光，等. 海岛地区干部高尿酸血症检出结果分析及对策. 护理与康复，2009，8（3）：188-189.

8. 李静，李道帆，黎小红，等. 中山市干部群体高尿酸血症发病情况调查. 临床医学工程，2010，17（7）：144-145.

9. 中国医师协会心血管内科医师分会. 中国医师协会循证医学专业委员无症状高尿酸血症合并心血管疾病诊治建议中国专家共识. 中国全科医学，2010，4：1145-1149.

10. 中华医学会风湿病学分会. 原发性痛风诊治指南. 中华风湿病学杂志，2004，8：178-181.

11. 陈登青，徐恩. 高尿酸血症与脑血管病. 国外医学脑血管疾病分册，2005，13（2）：144-146.

12. Waring WS, McKnight JA, Webb DJ, et al. Uric acid restores endothelial function in patients with type 1 diabetes and regular smokers. Diabetes，2006，55（11）：3127-3132.

13. 孙凯，王虎，陈金星，等. 血清尿酸水平与脑卒中及其预后的关系. 中国分子心脏病学杂志，2010，10（2）：109-113.

14. Lee J, Sparrow D, Vokonas PS, et al. Uric acid and coronary heart disease risk：evidence for a role of uric acid in the obesity-insulin resistance syndrome The Normative Aging Study. Am J Epidemiol，1995，142：288-294.

15. Zavaronil, Mazza s, Fantuzzi M, et al. Changes in insulin and lipid metabolism in males with a symptomatic hyperuricemia. Intern Med，1993，234：25-30.

16. 朱宇，纪立农. 2型糖尿病患者中高尿酸血症的研究. 临床荟萃，2006，21（1）：22-24.

17. Sundstrom J, Sullivan L, Agostino RB, et al. Relations of serum uric acid to longitudinal blood pressure tracking and hypertension incidence. Hypertension，2005，45：28-33.

18. Jossa F, Farinaro E, Panico S, et al. Serum uric acid and hypertension：the olivetti heart study. J Hum Hypertens，1994，8：667-681.

19. Feig DI, Johnson RJ. Hyperuricemia in childhood primary hypertension. Hypertension，2003，42：247-252.

20. 张红叶，李莹，陶寿淇，等. 血清尿酸与四年后血压变化及高血压发病的关系. 高血压杂志，2001，9（2）：160-163.

21. 王德光，陈薇，胡世莲，等. 高尿酸血症对血压水平及高血压患病率的影响. 中国临床保健杂志，2009，12（6）：580-582.

22. 李昂，杨建梅. 血清高尿酸水平：2型糖尿病一个新的危险因素. 中国糖尿病杂志，2010，18（1）：80.

23. 曹雪霞，王立. 血尿酸对2型糖尿病血管并发症的影响及相关因子分析. 中国糖尿病杂志，2006，14（3）：182-184.

24. 杨柳，邹洪兴，丁美华. 高尿酸血症与高血压脑血管病的关系. 心脑血管病防治，2010，10（1）：49-51.

25. Conen D, Wietlisbach V, Bovet P, et al. Prevalence of hyperuricemia and relation of serum uric acid with cardiovascular risk factors in a developing country. BMC Public Health，2004，4：9-17.

26. 邵继红，沈洪兵，莫宝庆，等. 社区人群高尿酸血症危险因素的病例对照研究. 中华流行病学杂志，2004，25（8）：688-690.

27. Nakanishi N, Tatara K, Nakamura K, etal. Risk factors for the incidence of hyperuricaemia：a 6-year longitudinal study of middle-aged Japanese men. International Journal of Epidemiology，1999，28：888-893.

28. 寿芳，张召才. 代谢综合征与高尿酸血症的关系探讨. 心脑血管病防治，2010，10（1）：41-42.

29. 徐红，杨汝春，洪华，等. 尿酸盐对血管内皮细胞表达细胞间黏附分子-1的影响. 医学研究杂志，2006，35（8）：22-24.

30. 麦垚，徐春燕，薛元明，等. 高尿酸血症患者血清炎症因子水平与颈动脉粥样硬化的相关性. 临床心血管病杂志，2010，26（3）：209-211.

31. 张志国. 动脉粥样硬化患者血尿酸水平变化的临床价值. 中外医疗，2010，8：53.

32. 李春，腾军放，冀书娟. 脑梗死患者颈动脉粥样硬化斑块与血浆胆红素、尿酸的关系. 中国实用神经疾病杂志，2009，12（5）：36-38.

33. 沈静. 老年高血压患者颈动脉粥样硬化程度与血尿酸水平相关性研究. 中外医疗，2010，15：36-37.

34. Fam Pract News，2009，39（14）：10. 血尿酸升高与动脉粥样硬化相关. 中华高血压杂志，2009，17（10），959.

35. Kawamoto R, Tomita H, Oka Y, et al. Relationship between serum uric acid concentration, metabolic syndrome and carotid atherosclerosis. Internal Medicine, 2006, 45: 605-614.

36. 王玉珠. 老年人高尿酸血症与心脑血管疾病关系的探讨. 临床荟萃，2006，21（12）：871-872.

37. 陈长春，王丽，张静. 高尿酸血症与心脑血管疾病危险因素相关性的研究. 中国医疗前沿，2010，5（2）：10-11.

38. 马凤莲，名盛. 高尿酸血症与心脑血管疾病的相关性分析. 中国误诊学杂志，2009，9（1）：48-49.

39. Bos MJ, Koudstaal PJ, Hofman A, et al. Uric acid is a risk factor for myocardial infarction and stroke: the Rotterdam Study. Stroke, 2006, 37: 1503-1507.

40. Lehto S, Niskanen L, Ronnemaa T, et al. Serum uric acid is a strong predictor of stroke in patients with non-insulin-dependent diabetes mellitus. Stroke, 1998, 29: 635-639.

41. Weir CJ, Muir SW, Walters MR, et al. Serum urate as an independent predictor of poor outcome and future vascular events after acute stroke. Stroke, 2003, 34: 1951 - 1956.

42. 关美萍, 薛耀明. 2 型糖尿病合并脑卒中患者血清尿酸水平的变化. 第一军医大学学报, 2002, 22 (1): 70 - 71.

43. 李小松. 急性脑梗死患者血脂和尿酸水平测定及其临床意义. 中国老年学杂志, 2010, 30 (7): 901 - 902.

44. 蔡日红. 高尿酸血症与急性脑血管病的相关性. 当代医学, 2010, 16 (15): 68 - 69.

45. 徐翠萍. 老年人脑梗死与血脂、血尿酸关系探讨. 四川医学, 2009, 30 (7): 1100 - 1101.

46. 张敏, 宋鲁平, 杜蕾, 等. 高尿酸血症与青年脑梗死的相关性临床分析. 中国康复理论与实践, 2010, 16 (6): 566 - 567.

47. 陈利明. 高尿酸血症与急性脑血管疾病的相关性分析. 黑龙江医药科学, 2009, 32 (3): 80 - 81.

48. 陈立杰, 李和永. 高尿酸血症与脑梗死关系的病例对照研究. 中风与神经疾病杂志, 2006, 23 (6): 737 - 738.

49. Culleton BF, Larson MG, Kannel WB, et al, Serum uric acid and risk for cardiovascular disease and death: the Framingham Heart Study. ann Intern Med, 1999, 131: 7 - 13.

50. 姚薇, 张志民. 高尿酸血症与脑梗死相关性的探讨. 现代临床医学, 2010, 36 (3): 180 - 181.

51. 李辉, 王季猛. 血清尿酸与急性脑卒中的关系. 中国当代医药, 2009, 16 (17): 39 - 40.

52. 谭来勋, 李言, 叶心国, 等. 急性脑血管病患者血尿酸水平的研究. 中国实用内科杂志, 2000, 20 (12): 740.

53. Chen JH, Chuang SY, Chen HJ, et al. Serum uric acid level as an independent risk factor for all-cause, cardiovascular, and ischemic stroke mortality: A Chinese cohort study. Arthritis and Rheumatism, 2009, 61 (2): 225 - 232.

54. Chamorro A, Obach V, Cervera A, et al. Prognostic signifi-

cance of uric acid serum concentration in patients with acute ischemic stroke . Stroke，2002，33：1048－1052.

55. 辛俊. 高血压患者血尿酸与脑梗死的相关性. 中国现代医学杂志，2007，17：2132－2133.

56. 陈兰英，王少兰，张祥建. 血脂、血尿酸及凝血功能与急性脑梗死和脑出血的相关性. 中国卒中杂志，2008，6：394－397.

57. 徐林发，祝华君，胡梅芳，等. 急性卒中与血糖血脂尿酸的关系. 临床医学，2007，27：65－66.

58. 张琴，白玉芝，茹静，等. 尿酸水平对急性缺血性脑血管事件的临床预测价值. 北京医学，2008，30：282－283.

59. 许建松. 血尿酸与脑梗死早期神经功能缺损改善关系的探讨. 医学研究杂志，2007，36（11）：122－123.

60. 薛丽，张爱伦. 高尿酸血症与心血管疾病研究进展. 医学综述杂志，2006，12：90－91.

61. 匡良洪. 血胆红素、血尿酸及血脂与脑梗死分析. 疑难病杂志，2006，5（2）：129－130.

62. 党晓琴，蔡琴，赵旅. 高血压患者颈动脉硬化程度与血尿酸水平的相关性. 中华心血管病杂志，2002，30（3）：151.

63. 解东莉，郭瑞兰. 痛风的预防与生活方式管理. 中国中医急症，2009，18（8）：1383－1384.

中国有66%的卒中急性期患者合并高血糖

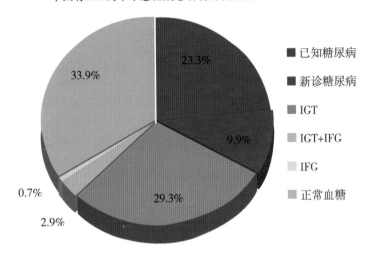

图例：
- 已知糖尿病
- 新诊糖尿病
- IGT
- IGT+IFG
- IFG
- 正常血糖

23.3%
9.9%
29.3%
2.9%
0.7%
33.9%

彩图 2-4　中国广东佛山急性脑血管病住院患者糖代谢异常的情况

中国脑卒中患者若不进行OGTT而只检测空腹血糖，将漏诊89.1%的糖调节受损(IGR)和14.1%的糖尿病。

糖代谢异常分布情况

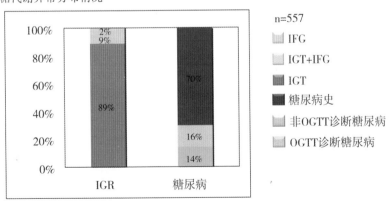

n=557

图例：
- IFG
- IGT+IFG
- IGT
- 糖尿病史
- 非OGTT诊断糖尿病
- OGTT诊断糖尿病

彩图 2-5　中国急性脑血管病住院患者糖代谢异常漏诊情况